DU TRAITEMENT

DU

RHUMATISME CÉRÉBRAL

PAR LES BAINS FROIDS

PAR

P. CHABER

Docteur en Médecine

ANCIEN PRÉPARATEUR DES TRAVAUX PRATIQUES DE CHIMIE
ANCIEN INTERNE DE L'HOPITAL SAINTE-MARTHE ET DE LA MATERNITÉ D'AVIGNON

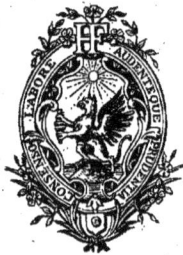

MONTPELLIER
IMPRIMERIE CENTRALE DU MIDI
HAMELIN FRÈRES

—

1884

DU TRAITEMENT

DU

RHUMATISME CÉRÉBRAL

PAR LES BAINS FROIDS

PAR

P. CHABER

Docteur en Médecine

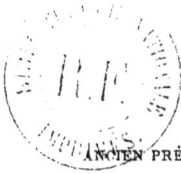

ANCIEN PRÉPARATEUR DES TRAVAUX PRATIQUES DE CHIMIE
ANCIEN INTERNE DE L'HOPITAL SAINTE-MARTHE ET DE LA MATERNITÉ D'AVIGNON

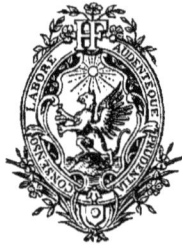

MONTPELLIER
IMPRIMERIE CENTRALE DU MIDI
HAMELIN FRÈRES

1884

A LA MÉMOIRE

DE MON PÈRE, DE MA MÈRE ET DE MA SŒUR

A LA MÉMOIRE

DE MA GRAND'MÈRE

A MA SOEUR ET A MON BEAU-FRÈRE

P. CHABER.

A MON PRÉSIDENT DE THESE

M. LE PROFESSEUR BERTIN-SANS

A MM. LES PROFESSEURS COMBAL ET GRASSET

A MES MAITRES DE L'HOPITAL D'AVIGNON

A TOUS MES MAITRES

P. CHABER.

2

A MES ANCIENS COLLÈGUES D'INTERNAT

MEIS ET AMICIS

P. CHABER.

INTRODUCTION

Nous trouvant dernièrement chez nous, notre beau-frère, le docteur Salles, nous fit voir, à plusieurs reprises, un cas de rhumatisme cérébral qu'il traitait par les bains froids. Ce cas nous rappela une observation du même genre que nous avions rencontrée pendant notre internat à l'hôpital d'Avignon. Frappé par les heureux résultats que nous avions obtenus dans ces deux cas par la médication réfrigérante, nous avons voulu, en faisant notre Thèse inaugurale sur le Traitement du rhumatisme cérébral par les bains froids, ajouter aux travaux déjà existants nos observations, afin de vulgariser cette pratique. Nous croyons, en effet, que c'est la seule médication utile en pareil cas, et nous allons tâcher de le démontrer.

Avant d'entrer dans le sujet, nos remerciements à tous les Maîtres qui ont bien voulu nous aider de leur lumière et de leur bienveillance ; à M. le docteur Blanc, d'Avignon, qui a bien voulu nous communiquer une observation personnelle, et enfin à notre beau-frère, qui nous a fourni la plus intéressante observation et nous a aidé de ses conseils.

DU TRAITEMENT

DU

RHUMATISME CÉRÉBRAL

PAR LES BAINS FROIDS

HISTORIQUE

Nous nous bornerons à rappeler brièvement que les accidents cérébraux du rhumatisme articulaire aigu sont connus depuis l'époque à laquelle apparaît l'histoire même du rhumatisme, c'est-à-dire depuis Baillou.

A certaines périodes, ils passent inaperçus, sont reconnus plus tard à la suite de cas subits et graves, et donnent lieu à d'intéressantes discussions, soit dans des brochures, soit à l'Académie de médecine ou à la Société médicale des hôpitaux ; discussions qui ont permis de vulgariser l'existence du rhumatisme cérébral et des principaux résultats acquis.

Mais alors apparaît une phase nouvelle, caractérisée par l'application des études thermométriques au rhumatisme articulaire aigu, ce qui donne lieu à un nouveau mode de traitement par les bains froids, et sur l'histoire duquel nous allons insister davantage, puisqu'il fait l'objet principal de notre thèse.

Quoique ce soit d'après les travaux de Sidney Ringer (1867) et de

Wilson Fox (1871) que l'on a administré méthodiquement les bains froids dans le rhumatisme cérébral, depuis longtemps le froid était employé dans le rhumatisme articulaire aigu. James Currie (1797) combattait l'élévation de la température, dans les maladies aiguës, par l'immersion dans l'eau froide. Giannini (1808) se servait d'affusions et d'immersions dans la goutte aiguë. Elliotson (1833) appliquait l'eau froide sur les jointures douloureuses. Skoda traite les rhumatismants par le froid et s'élève contre l'habitude d'étouffer les malades sous les couvertures. Gubler, à l'hôpital Beaujon, enveloppe les articulations malades de compresses froides, et Maurice Raynaud a pu constater la parfaite innocuité de ce traitement.

Déjà, en France, Gendy (d'Uriage) avait discuté les avantages et les inconvénients de ce moyen thérapeutique; Pidoux avait préconisé l'hydrothérapie, et, enfin, le docteur Sunet, médecin militaire, à qui il n'a manqué que le thermomètre pour créer dans son ensemble la méthode réfrigérante antipyrétique, telle qu'elle est mise en pratique aujourd'hui, avait démontré que l'on peut appliquer l'eau froide à un rhumatisant, à la condition expresse que sa température soit élevée, nonseulement sans produire des complications, mais en soulageant les douleurs articulaires et en procurant le sommeil.

Toutes ces expériences n'avaient pas attiré l'attention des praticiens; il fallut l'apparition de la méthode de Brandt dans le traitement de la fièvre typhoïde.

C'est à cette époque qu'en France, Lasègue (1), dans des revues critiques, fit connaître les travaux de Sidney Ringer et de Wilson Fox (1872), qui furent suivis quelque temps après par la belle observation de Maurice Raynaud (1874) (2). Ces travaux forcèrent enfin l'attention des médecins et mirent en lumière ce nouveau mode de traitement.

Dès ce moment, les observations se succèdent (Blachez, Ferréol, Colrat, de Lyon, Vallin (1875) (3) et donnent lieu à des discussions à

(1) *Archives générales de médecine*, p. 589.
(2) *Journal de thérapeutique*, novembre 1874.
(3) *Lyon médical*, 1875.

l'Académie de médecine et à la Société des hôpitaux (1877, 1880) (1), où prennent la parole Maurice Raynaud, Dujardin-Baumetz, Féréol et Woillez.

Cette méthode, autrefois délaissée, employée seulement par quelques courageux praticiens, a dans quelques années, et malgré les protestations de quelques médecins, « passé d'une obscurité qui semblait invincible à une éclatante publicité, consacrée presque à son origine, et à peu près dans ses plus extrêmes limites, par l'enseignement de l'École. » (Besnier.)

ANATOMIE PATHOLOGIQUE

Avant d'aborder la pathogénie même du rhumatisme cérébral, il est bon de connaître les lésions que l'autopsie a fournies, dans les divers cas où elle a pu être faite.

Malheureusement, malgré tous les progrès de la science, la plupart du temps on ne trouve que des lésions insignifiantes, par rapport aux symptômes observés. Quelquefois même, malgré la plus grande minutie, on ne constate aucune lésion. Certains auteurs avaient attribué cette absence de lésions à la rapidité de la mort ; mais des cas parfaitement étudiés ont prouvé que cette cause n'est pas admissible, témoin l'observation (2) de Lemaistre, interne de M. Marotte, où le malade, ayant eu pendant plusieurs jours du délire, des convulsions, même de l'opisthotonos, ne présenta, à l'autopsie, aucune altération du cerveau ni des enveloppes.

Nous rappellerons cependant, en quelques mots, les principales lésions que l'on rencontre, surtout d'après les travaux d'Ollivier et Ranvier (1866), qui trouvèrent que les altérations des méninges pouvaient

(1) *Société médicale des hôpitaux,* juin 1877.
(2) *Bulletin de l'Académie de médecine,* communication de M. Woillez, p. 1028.

être de même nature que celles des articulations. Plus tard (1872), on constata les signes d'une inflammation méningo-encéphalique, et Behier (1) trouva, avec M. Liouville, une augmentation du nombre des vaisseaux, dont quelques-uns avaient subi une dilatation considérable; des granulations graisseuses existant le long des parois, surtout sur les très-fins capillaires ; du sang exsudé en masse dans le tissu connectif, et une prolifération des noyaux produisant très-bien une inflammation véritable. D'autres fois, le cerveau ne présente qu'un état remarquablement exsangue ; plus souvent, c'est la congestion à différents degrés, pouvant aller jusqu'aux suffusions sanguines, sanguinolentes et séreuses, soit au niveau des espaces sous-arachnoïdiens, soit dans les cavités séreuses extra ou intracérébrales.

Dans quelques cas, la méningo-encéphalite a abouti à la suppuration.

Quoi qu'il en soit, les lésions sont très-variées. L'anatomie pathologique n'a pas dit son dernier mot ; mais, d'après Behier (2), il est hors de doute que, dans les phénomènes cérébraux du rhumatisme articulaire aigu, il y a des variétés qui permettront de reconnaître que la complication a des siéges différents.

Bien plus, ces lésions essentiellement rhumatismales, c'est-à-dire vasculaires, anatomiquement peu intenses, sont de nature à rétrocéder sans produire d'altération matérielle irrémissible, quelque violente qu'ait été la manifestation symptomatique.

C'est là, comme le dit Besnier (3), un encouragement puissant apporté par l'anatomie pathologique aux efforts de la thérapeutique.

---

(1) *Bulletin de thérapeutique*, 1876, p. 293.
(2) *Bulletin général de thérapeutique*, 1876, p. 294.
(3) *Dictionnaire encyclopédique*, art. RHUMATISME, p. 557.

PATHOGÉNIE

Nous connaissons maintenant les principales lésions que l'on trouve dans le rhumatisme cérébral ; examinons les différentes théories qui ont été émises pour rendre compte de sa production.

La plus récente, et sur laquelle a été basée la médication par les bains froids, veut que l'*hyperthermie* fasse éclater les accidents cérébraux ; le sang surchauffé arrivant dans le cerveau y détermine des lésions qui donnent naissance aux phénomènes observés.

Mais alors, dans toutes les maladies à température élevée, on devrait observer du délire et les autres symptômes du rhumatisme cérébral. Bien plus, comment expliquer les cas où la température n'est pas élevée, ne dépassant pas 39°, comme dans notre observation II, et surtout dans celle de Dromain (2), où le malade meurt avec 36°? Et pourquoi n'observerait-on pas du délire dans les cas où la température vers 40°?

Que l'on considère l'hyperthermie comme un symptôme important, qui peut même devenir le point de départ de désordres graves, rien de mieux ; mais que l'on ne cherche pas à expliquer tous les faits par reste l'hyperthermie seule.

Si l'on veut, que l'on crée, comme les Anglais, une classe particulière que l'on appellera *rhumatisme cérébral hyperpyrétique,* pour la distinguer des autres formes dont la condition pathogénique diffère.

Les *cardiopathies* ont été invoquées aussi comme cause du rhumatisme cérébral, et l'on s'est appuyé sur ce fait que, chez les individus affectés de maladies organiques du cœur, on a pu observer les mêmes phénomènes cérébraux que dans le rhumatisme. L'*asystolie* a aussi été invoquée ; mais alors pourquoi tant de cardiaques, même à la dernière période, n'ont-ils pas d'accidents cérébraux? Pourquoi tant de

(1) *Bulletin de la Société clinique,* 1877, p. 281.

rhumatismes cérébraux sans lésions cardiaques? Les observations ne manquent pas où le cœur a été soigneusement ausculté et où, malgré les recherches les plus minutieuses, personne n'a pu rien découvrir (obs. de Ferréol, Vallin) (1.)

Je ne parlerai que pour mémoire de la théorie d'Aran, qui voit dans les phénomènes cérébraux une intoxication urémique, et celle de Trousseau (2), qui veut que le rhumatisme cérébral soit une névrose, à l'instar de la chorée, du tétanos, parce qu'il ne laisse pas plus que lui de traces de son passage, à l'autopsie.

Enfin nous arrivons à la *métastase,*qui, depuis son origine, a été vivement attaquée et reprise sous différentes formes, comme l'action réflexe, la révulsion, etc., la délitescence des arthropathies, ou même le balancement du système cérébro-rachidien et du système sympathique (3).

L'idée de métastase, dans le rhumatisme cérébral, remonte très-haut, puisqu'on la trouve dans Hippocrate et toute son école. Stahl en parle, et après lui Barthez.

Mais c'est Bricheteau qui, le premier, dans les discussions de l'Académie, ramena l'idée de métastase. Il y attachait encore le vieux sens humorique qui ne peut avoir cours aujourd'hui. Mais il y a là deux choses: la *théorie* sur le transport, déplacement d'humeur, ou action réflexe, ou révulsion, etc., et qui change, avec chaque temps, presque avec chaque homme, et sur laquelle nous n'insisterons point (n'ayant aucune valeur); et le *fait,* qui est bien différent. En effet, que voyons-nous dans les observations recueillies, le malade qui jusqu'ici a souffert de ses articulations n'en souffre plus, la rougeur, le gonflement disparaissent, (les observations où la douleur persiste après l'apparition des phénomènes cérébraux sont rares); il se croit guéri, puis brusquement il est pris d'accidents cérébraux de différentes formes.

Que s'est-il produit? Un travail, quel qu'il soit, s'est arrêté dans son siège normal et s'est porté sur un organe plus important et moins approprié.

(1) *Société médicale des hôpitaux*, 1877, 8 et 22 juin.
(2) Trousseau, *Cliniques médicales*, p. 836.

Jaumes (1), dans son *Traité de pathologie générale*, dit : « L'idée que l'on se fait généralement de la métastase est celle des scènes graves, qui sont considérées comme conséquence de la suppression d'un travail arrêté dans son siége normal et se continuant ailleurs sous une autre forme.

» Le trait essentiel de la métastase est dans le déplacement d'une activité qui se porte dans un organe moins approprié et plus dangereux. »

D'après cette définition, nous pouvons donc admettre qu'il y a eu métastase ; non pas que nous voulions expliquer le mécanisme par lequel se sont effectués ces phénomènes, mais pour indiquer les faits et, pour ainsi dire, simplifier le langage.

Nous ne croyons point, comme Trousseau (2) et Besnier (3), que ce qui peut faire croire que le rhumatisme a quitté les articulations, alors qu'il envahit le cerveau, c'est que l'intensité du mal cérébral dissimule l'intensité du mal articulaire, *vehementior obscurat alterum;* mais nous dirons avec Maurice Raynaud (4) « qu'il y a métastase, et, s'il était possible de la déterminer artificiellement, ce serait pour le mieux ; mais le peut-on ? Quelques observations le font espérer ; mais il ne faut jamais oublier que pendant le temps nécessaire, pour qu'un vésicatoire prenne, le malade peut être déjà mort. »

Avant d'aborder la question de l'influence des médicaments sur la production du rhumatisme cérébral, nous signalerons une nouvelle théorie émise en Angleterre par le docteur Maclagan (5).

Pour lui, le rhumatisme est d'origine miasmatique ; il est causé par un excès d'acide lactique, produit d'une désassimilation plus active des muscles ; cette désassimilation provient à son tour d'un trouble de l'in-

(1) Jaumes, *Traité de pathologie générale*, p. 355
(2) Trousseau, *Clinique médicale*, p. 838.
(3) Besnier, article Rhumatisme.
(4) *Bulletin de l'Académie*, novembre 1880.
(5) *Le rhumatisme; sa nature, son traitement,* par le docteur T.-J. Maclagan, traduit de l'anglais par M. le docteur Brachet, 1883.

nervation vaso-motrice des muscles, trouble dont le point de départ se trouve dans l'inflammation du tissu fibreux articulaire et périarticulaire.

Quant à cette inflammation, elle est aussi causée directement par le miasme rhumatismal.

Il part de là pour expliquer l'hyperpyrexie du rhumatisme et, par suite, les accidents cérébraux. Par le mécanisme indiqué plus haut, dit-il, de l'acide lactique s'accumule dans le sang, cet acide s'élimine par la peau : cette élimination peut, chez certains individus, provoquer une excitation exagérée des nerfs thermiques. De là, une stimulation des centres thermiques, un accroissement considérable de la chaleur centrale.

C'est pour cela, ajoute-t-il, que le bain froid réussit si merveilleusement à combattre le rhumatisme cérébral hyperpyrétique ; c'est que l'eau froide exerce une action sédative sur les nerfs et les centres thermiques. Cette théorie rentrant dans celle de l'hyperthermie, nous n'ajouterons rien à ce que nous avons déjà dit plus haut.

Je ne dirai que quelques mots sur l'influence pathogénique de la *médication* et de *certains médicaments*. Quelques médecins ont assimilé le rhumatisme à la goutte et ont voulu qu'on respectât les manifestations extérieures, de peur d'une répercussion grave vers les viscères, et le cerveau en particulier. Mais, quand on voit les accidents cérébraux survenir chez les rhumatisants sous les influences les plus diverses et, quelquefois, en dehors de toute cause appréciable, on se demande si réellement il faut en accuser le médicament ?

C'est ainsi que la saignée, le sulfate de quinine, le salicylate de soude et toute médication qui sera employée dans le rhumatisme, « pourra être incriminée, si l'on se laisse aller à cette erreur de jugement si familière aux gens du monde, toujours disposés à rapporter au médicament employé les accidents qui surviennent dans le cours de la médication » (1).

(1) Besnier, art. *Rhumatisme,* pag. 565.

Ce n'est pas à dire que ces médicaments, mal administrés ou à doses excessives, ne peuvent pas occassionner d'accidents ; mais alors ce n'est plus le médicament, c'est la médication qui est responsable.

ÉTIOLOGIE

La fréquence du rhumatisme cérébral est peu élevée. A Montpellier, il est rare ; à Paris, d'après Vigla, à la Maison municipale, elle serait de 7 p. 100.

Chose remarquable, la fréquence varie suivant les années et à certaines périodes. Lange montre que, dans une série de seize ans, la proportion a varié de 1,3 p. 100 à 12,3 p. 100.

L'homme paraît plus exposé que la femme. Doit-on tenir compte de ses habitudes et des conditions professionnelles ?

L'âge adulte de vingt à quarante, c'est-à-dire celui du rhumatisme articulaire aigu, est aussi celui du rhumatisme cérébral. Les saisons ne paraissent pas avoir d'influence sur sa production. Cependant le froid a été considéré comme cause occasionnelle ; mais les causes prédisposantes ont une bien plus grande influence. Bien que Trousseau (1) ait dit que « le rhumatisme articulaire n'éveille pas volontiers les sympathies cérébrales », on a besoin de faire suivre cette formule de ce complément : « chez les sujets qui n'ont pas de prédisposition cérébrale spontanée ou acquise. »

En effet, quand celle-ci existe, on peut dire, avec Bouillaud, « qu'elle joue le rôle d'une épine, d'une pointe, qui attire sur l'organe la décharge de la foudre rhumatismale. « (Lettre à Aubertin.)

En effet, on a constaté l'influence de l'épilepsie, l'hystérie, l'aliéna-

(1) Trousseau, *Cliniques médicales,* pag. 822.

tion mentale. Dans un autre genre, l'alcoolisme, l'anémie, le saturnisme, prédisposent aux localisations de la diathèse sur le cerveau.

L'hérédité doit être soigneusement recherchée, car elle rend compte souvent des accidents cérébraux qui surviennent dans le cours d'un rhumatisme articulaire aigu. D'une manière générale, on peut dire que toutes les conditions plaçant le cerveau, soit dans un état spécial d'excitabilité, soit au contraire de dépression, non-seulement favoriseront la production de ces accidents, mais encore en détermineront la forme.

Quant à l'époque de l'apparition des phénomènes cérébraux, il n'y a rien de certain.

Dans quelques observations, ils apparaissent deux, trois, quatre jours après le début; d'autres fois, dix, quinze, vingt jours après. On peut, en moyenne, compter de six à sept jours, mais toujours dans la période d'état.

On peut les rencontrer à la première attaque, aussi bien que dans les cas où le malade, dans des attaques antérieures, n'a offert aucune manifestation cérébrale.

Aucune forme du rhumatisme n'en est exempte; on a vu des accidents cérébraux survenir dans des cas en apparence les plus bénins, ou quand on croit le sujet en convalescence. Cependant, le plus souvent, c'est dans la période d'état qu'ils surviennent.

FORMES CLINIQUES

Tous les auteurs qui ont écrit sur la matière ont proposé une classification des différentes formes cliniques du rhumatisme cérébral; mais toutes pèchent par le même côté, c'est-à-dire que l'on ne sait où s'arrêter dans le nombre et que chaque forme empiète sur la forme voisine.

C'est ce qui a fait dire à Benjamin Ball (1) que « la seule classification irréprochable serait celle qui admettrait une forme spéciale pour chaque malade ; car, lorsque l'on a compulsé un grand nombre d'observations de ce genre, on arrive à être convaincu qu'il n'y en a pas deux qui se ressemblent d'une manière absolue sous tous les rapports. »

Nous ne nous arrêterons pas à passer en revue toutes les classifications que l'on a proposées, puisque Trousseau, qui en admet six formes, se hâte d'ajouter que « toutes ces formes ne sont que des modifications de l'état cérébral, et rien ne les justifie que les besoins de la description (2). »

Mais, s'il est difficile de classer les types cliniques qu'affecte la maladie confirmée, en se basant sur la rapidité de la marche, on peut reconnaître trois formes sous lesquelles se présentent les accidents cérébraux, quelle que soit, du reste, l'individualité symptomatique de ces accidents.

Nous les désignerons sous les noms de *rhumatisme cérébral suraigu, aigu* et *subaigu, lent* ou *prolongé.*

La forme suraiguë comprend tous les cas foudroyants, caractérisés par la rapidité de la marche et l'imminence de la mort.

Les accidents apparaissent et évoluent, sans présenter aucune rémission, pour arriver, quelques heures après, au terme fatal. Telle, l'observation de Trousseau, rapportée plus loin, et un cas qu'il nous a été donné d'observer à l'hôpital St-Eloi, chez un militaire.

La forme aiguë, la plus commune, est celle qui donne le plus d'espoir ; car, si les accidents surviennent brusquement, ils permettent d'essayer une médication qui ne doit pas pour cela être moins énergique. Cette forme s'accompagne ou non d'hyperpyrexie, et le malade alterne entre le délire et le coma, en présentant quelques intermittences de repos qui font d'autant plus espérer la guérison qu'elles sont plus longues. C'est dans cette classe que rentrent nos observations.

(1) Ball, cité par Besnier, art. *Rhumatisme,* pag. 277.
(2) Trousseau, *Cliniques,* pag. 824.

Enfin, la forme subaiguë, lente, prolongée ou chronique, comprend la folie et la manie rhumatismale ou chronique.

PRODROMES

Le début des accidents cérébraux varie beaucoup. Quelquefois il est brusque, foudroyant, et emporte le malade en quelques heures, quelques minutes même, témoin le cas que cite Trousseau :

« A la visite du soir, dit-il, mon chef de clinique ne constate rien d'insolite, sinon la diminution des arthrites; le malade se félicite de son état. Cependant, une heure plus tard, cet homme se plaint de ne plus voir clair; puis bientôt il vocifère, crie : au voleur ! s'élance hors de son lit, tombe, est relevé, replacé dans son lit, lutte avec les infirmiers, en déployant une force considérable, puis s'affaisse et meurt. Toute cette scène avait duré à peine un quart d'heure (1). »

Il nous a été donné de constater un cas foudroyant de ce genre à l'hôpital St-Eloi, au mois de février dernier, chez un militaire qui fut emporté en quelques heures.

Quelquefois on pourra recueillir certains signes prémonitoires : l'élévation matinale et permanente de la température (Observation I), des éruptions miliaires accompagnées de sueurs profuses, le délire nocturne qu'efface le retour du jour, céphalalgie frontale ou occipitale, rachialgie, sensibilité extrême pour des arthropathies légères ou, au contraire, une indifférence notable pour des arthrites intenses, changements du caractère et du regard, etc.

Enfin des phénomènes prodromiques proprements dits : troubles subits de la vision, céphalalgie, vertiges, hallucinations, gêne de la pa-

(1) Trousseau, *Cliniques.*

role, dysphagie ou répulsion absolue contre les aliments, et enfin disparition considérable et rapide des douleurs articulaires, qui est regardée par les uns comme la cause, par d'autres comme l'effet de l'encéphalopathie.

Avant toute altération psychique, on peut observer encore les soubresauts de tendons, de la roideur du cou et des membres, etc., et un tremblement fibrillaire des muscles.

Toute cette période prémonitoire et prodromique, nous la trouvons dans notre Observation I. En effet, dès le 10 janvier, le malade est impatient; la nuit, il ne dort pas et a un peu de subdelirium; le regard est brillant, le facies animé. Puis vient la douleur frontale, l'élévation progressive de la température, et, enfin, les articulations, après avoir été très-douloureuses, deviennent insensibles.

SYMPTOMES

Le rhumatisme cérébral étant une maladie qui se présente sous tant de formes différentes, avec des symptômes variant d'intensité et de fréquence, d'un malade à l'autre, il est très-difficile de faire un tableau symptomatique complet. Cependant on peut, d'après les observations, dire que le rhumatisme cérébral débute par des douleurs de tête; puis vient du délire, souvent une élévation de température, et enfin le coma qui annonce une mort prochaine. Cette succession de symptômes peut être très-rapide, et l'on observe alors, soit le délire avec ses caractères, soit le coma d'emblée.

Douleur de tête. — Quelques auteurs ont cité comme apparaissant au début, quelquefois précédant la rhumatisme articulaire aigu, une céphalée plus ou moins intense; à tel point que Gubler, qui rapporte un cas de céphalalgie continuelle à paroxysme nocturne, avait proposé la *forme céphalalgique* comme la première forme du rhumatisme cérébral. Mais, dans tous les cas, cette encéphalopathie n'existe pas toujours.

Nous l'avons cependant observée dans notre Obs. II :

Le malade se plaignit, le soir, d'avoir un cercle autour de la tête. Dans la Iᵣₑ, elle débute par une douleur frontale, puis les jours suivants envahit toute la tête, pour devenir d'une intensité telle que le malade se plaignait constamment.

Vomissements. — Dans la méningite rhumatismale, les vomissements sont rares, plus rares même que la céphalée.

Certains auteurs, entre autres Besnier (1), les attribuent à l'administration intempestive de certains médicaments, tels que le sulfate de quinine, la digitale, etc., ou donnés à des doses trop considérables. Ceux observés dans l'Obs. III peuvent rentrer dans cette catégorie. Mais nous avons vu notre malade de l'Obs. I avoir des vomissements très-abondants au début de la maladie, et cela sans l'administration de médicaments.

Quant à la constipation, qui est habituelle dans le rhumatisme articulaire aigu, elle ne peut non plus fournir aucune donnée séméiologique. On observe quelquefois de la diarrhée, comme dans l'Obs. IV.

Délire. — Mais, si l'encéphalopathie et les vomissements ne se rencontrent pas toujours comme symptômes du rhumatisme cérébral, il y en a un qui est constant, c'est le délire. Toutes les observations, en effet, parlent du délire, mais apparaissant à différentes époques de la maladie et variant d'intensité et de forme.

A. Giraud établit avec soin que, lorsque le délire apparaît, les malades sont tantôt en voie d'amélioration, dans la période d'état; tantôt en pleine exacerbation, ou encore qu'ils n'avaient cessé d'être dans un état grave croissant.

Fréquemment (Observ. II) les douleurs et la fluxion articulaire disparaissent, ou sont simplement atténuées (Obs. I, IV).

(1) Besnier, *Rhumatisme*, pag. 574.

Enfin le délire peut être plus ou moins intense : ainsi, dans notre Obs. II, le délire est simple; le malade divague, répond à une idée fixe, et, dans le jour, quand on lui parle, on peut arriver à fixer son atten. tion. Dans l'Obs. III, au contraire, le délire est furieux; dans l'Obs. I, le malade se lève, lutte contre les infirmiers qui le tiennent, demande une arme pour se tuer.

Dans certains cas, le délire rappelle celui des alcooliques. La marche est variable. Aussi quelquefois il débute très-calme, et va en augmentant jusqu'à la folie furieuse; d'autres fois, il éclate violent d'emblée.

Chez certains, ce n'est qu'une rêvasserie, qui commence le soir pour cesser le matin au jour ; chez d'autres, et surtout chez les enfants, on remarque un mutisme momentané.

Parfois intermittent au début, le délire devient rapidement continu, tantôt simple jusqu'à la mort, tantôt uni à des phénomènes convulsifs continus.

Enfin le délire, qui appartient à toutes les formes du rhumatisme, semble constituer à lui seul toute la manifestation encéphalique et constituer alors une sorte de rhumatisme **cérébral** abortif.

Coma. — Généralement, après une période plus ou moins longue de délire, le coma survient comme phénomène ultime (Obs. III). Dans notre Observ. I, le malade commençait à entrer dans cette période : face blême, lèvres violacées, yeux hagards, pupilles très-resserrées, insensibilité à la lumière. Quelquefois le coma arrive d'emblée, et ce sont ces cas que l'on a désignés sous le nom *d'apoplexie rhumatismale*. Le malade est rapidement emporté avec tous les symptômes de l'asphyxie.

« Le coma rhumatismal, disent Ollivier et Ranvier (Mémoire présenté à l'Académie de médecine, sur les complications cérébrales du rhumatisme, 1863), est en général profond; les malades sont complétement insensibles.

» Ils restent sur leur lit sans mouvement ; le pouls est petit et fréquent, la peau est recouverte de sueur; il y a de la cyanose générale; la respiration est suspirieuse; les pupilles sont ou dilatées ou rétrécies, et la mort survient petit à petit, au milieu de ces symptômes d'asphyxie et de sidération du système nerveux. »

Les auteurs citent des convulsions qui peuvent survenir après le délire et revêtir la forme épileptiforme. Mais nous n'avons point d'observations de ce genre.

Enfin un symptôme des plus pénibles pour le malade, c'est une insomnie rebelle à tous les moyens thérapeutiques. Ainsi, dans notre Observ. I, le malade ne pouvait reposer, malgré l'administration du bromure de potassium et du chloral à haute dose.

Troubles circulatoires.— Température.—Du côté de la circulation, dans toutes nos observations, nous constatons une augmentation du pouls, puisque l'on a compté dans notre Observ. III jusqu'à 120-125 pulsations, et dans l'Observ. I, 122. De plus, il est petit, serré, fréquent, quelquefois intermittent et n'ayant aucun rapport avec la température, puisque dans l'Observ. III nous constatons que la température était tombée de 101°8 à 99° F. (38,80 — 37,22) et le pouls restait variable de 104 à 122. C'est ce qui doit éveiller l'attention du médecin.

La température est aussi un élément à consulter, qui fournit d'excellentes indications dans la plupart des cas.

Ainsi, dans l'Observ. III, brusquement elle monte de 101° à 105° F. (38°,33 — 40°,55c.); dans l'Observ. I, au contraire, la température augmente graduellement, pour atteindre le maximum au moment où éclatent les accidents les plus violents. Enfin, dans notre seconde observation, nous n'avons pas eu à noter une trop grande élévation de température.

Certains médecins, frappés de cette hyperpyrexie, en ont fait un symptôme tellement important, qu'ils ont délaissé les symptômes cérébraux pour ne considérer que l'hyperthermie. L'hyperthermie est bien un phénomène de premier ordre, nous ne le nions pas; son ascension toujours croissante sera d'une grande valeur dans le pronostic; mais elle ne peut, comme nous l'avons déjà dit, constituer à elle seule le rhumatisme cérébral. D'ailleurs, comment expliquer les cas où le délire apparaît avant l'hyperthermie? Dans notre Observ. III, le délire est survenu avec une température de 38°5 — 38°9. Mais une observation plus frappante a été publiée par M. Féréol, où son malade a eu le délire bien avant que le thermomètre indiquât une haute température, et, quand celle-ci a été voisine de 40°5, le malade était déjà dans le coma.

Nous ne ferons qu'indiquer les autres symptômes qui peuvent venir se joindre à ceux-ci et qui ont déjà paru dans la période prodromique, mais qui ont été en s'aggravant. Ce sont : de la dyspnée, de la dysphagie, du pharyngisme, du tremblement fibrillaire des muscles, de la céphalalgie, etc. .

Nous signalerons, en outre, un phénomène que nous avons observé dans notre malade faisant l'objet de l'Obs. I : ce sont les plaques d'hypéresthésie sur les membres, à tel point que le contact des couvertures le faisait souffrir énormément.

Enfin, pour terminer la longue série de tous ces symptômes, nous noterons une altération générale, profonde et rapide, de la nutrition, un amaigrissement très-prompt parfois et une anémie considérable. Notre Obs. I, que nous citons si souvent, peut être considerée comme un type renfermant tous les symptômes que nous avons signalés, et entre autres celui-ci : le malade qui, au début de la maladie, pesait 95 kilog, pesait seulement 55 k. le premier jour qu'il s'est levé. C'est donc une perte de 40 k. dans l'espace de deux mois à peine.

DIAGNOSTIC ET PRONOSTIC

Le diagnostic du rhumatisme cérébral ne sera pas difficile, si le médecin a son attention suffisamment éveillée par la connaissance des manifestations symptomatiques que le rhumatisme peut produire du côté du système nerveux ; mais, s'il veut établir le diagnostic exact de la condition pathogénique des accidents cérébraux d'après les symptômes, ce n'est guère possible dans l'état actuel de nos connaissances. Nous avons vu, en effet, dans le chapitre de l'anatomie pathologique, que les lésions trouvées dans le cerveau étaient loin d'être en rapport avec les symptômes observés pendant la vie.

Ainsi, quand, dans le cours d'un rhumatisme articulaire aigu, il verra un changement, soit dans le regard, soit dans le caractère du malade ; que les douleurs articulaires disparaîtront, que la température s'élèvera progressivement, et enfin si, pendant la nuit, le malade délire légèrement pour reprendre sa raison au matin, il n'y aura plus à hésiter : on aura bien affaire à un rhumatisme cérébral.

Toutefois, il faudra tenir compte des antécédents, car on sait qu'un alcoolique a le délire à la moindre chose ; il en est de même pour les hystériques, etc.

Quant au pronostic, il est d'une gravité extrême, et tout malade qui présente des accidents cérébraux est en danger de mort.

On cite quelques cas de guérison spontanée ou dus aux moyens thérapeutiques ordinaires ; mais c'est l'exception, et la mort est la règle. Toutefois, on peut dire que des trois formes cliniques que nous avons adoptées, la première est à peu près fatalement mortelle, la seconde le plus ordinairement et la troisième le moins communément. De plus, suivant que la marche sera progressive et continue ou qu'elle présentera une intermittence ou une rémission bien accentuée, on sera en droit d'espérer, en ce sens que l'on peut supposer que l'on a affaire simplement à un pseudo-rhumatisme, à des accidents qui peuvent survenir dans le cours des fièvres.

Quoi qu'il en soit, le médecin ne doit jamais oublier que, s'il hésite, la maladie évolue avec une rapidité parfois effrayante, et que chaque minute de retard peut être cause de la mort du malade. Il doit donc agir avec énergie ; et comme, jusqu'à ces derniers temps, par la médication ordinaire, la mort étant la terminaison habituelle, le médecin est en droit de se servir d'un remède, héroïque il est vrai, mais qui compte déjà à son actif un grand nombre de guérisons. Dans ce cas, si la méthode réfrigérante pénètre dans la pratique, la gravité pronostique du rhumatisme cérébral s'atténuera considérablement.

Observation Ire

Recueillie par le docteur Salles, de Saint-Ambroix

Rhumatisme cérébral.— Traitement par les bains froids.— Guérison.

M... est âgé de 39 ans. Il habite Saint-Ambroix (Gard), où il est serrurier. D'une constitution très-forte, d'un tempérament sanguin, M... est d'une taille bien au-dessus de la moyenne et d'une force peu commune. Nature fort impressionnable; quoique d'un caractère fort doux, il est sujet à des emportements très-violents. *Aucune habitude alcoolique ;* au contraire, très-sobre et grand travailleur. Rien à noter du côté de l'hérédité.

M.... n'a jamais été malade à garder le lit. A deux reprises déjà et à une année de distance, il a eu une atteinte de rhumatisme apyrétique au pied et à la jambe.

C'est le 2 janvier 1884 qu'il a souffert dans la continuité du bras gauche. Il a persisté quand même à travailler; mais, le lendemain, il a dû garder le repos.— La fièvre s'est allumée ; les deux bras sont devenus douloureux.

4.— J'ai été appelé à voir le malade. Je l'ai trouvé au lit ; le pouls à 90 pulsations, large, assez résistant ; T. 38°. Langue saburrale, regard animé. — Les deux bras le faisaient beaucoup souffrir; il ne pouvait les déplacer sans aide. Les jointures étaient légèrement gonflées et rouges ; rougeur sur le trajet des tendons (gaînes synoviales) au-dessus des deux poignets, doigts raidis. — Les membres inférieurs étaient également atteints, cou de pied et genoux ; mais ic les articulations étaient plutôt douloureuses que fluxionnées.

Traitement : Eau de Sedlitz, 500 g. Julep, 225 g. avec salicylate de soude, 15 g.

5 cuillerées à prendre dans les 24 heures, mélangées à une infusion de chiendent, soit 5 grammes par jour. Les jointures seront frictionnées avec du baume tranquille chloroformé et entourées de coton recouvert de taffetas gommé.

5.— Pas de changement notable. Température, le soir, 38 ; pouls, 98 pulsat. Soif très vive.

6. — Le malade a dormi trois heures. Il a eu des sueurs qui ont produit un calme relatif.— T. 38. — Pouls 85.— Urines abondantes et très-claires.

7.— Le mieux est plus accentué que la veille. A ma visite du soir, j'ai trouvé le malade, qui est fort impatient de reprendre son travail, allongé sur un fauteuil, où il est soutenu par des coussins.

Les jointures sont moins douloureuses, mais il ne parvient pas encore à les fléchir.— T. 38,2. — P. 92. La langue est moins saburrale. Le malade a pris avec plaisir des potages et du lait. Ce mieux a duré deux jours, jusqu'au 10. J'ai continué le salicylate de soude, dont j'ai réduit la dose à 3 grammes.

10.— Le malade ne s'est pas levé ; il n'a pas pris ses potages avec le même plaisir ; les douleurs ressenties dans les membres sont devenues plus vives. — T. 38.— P. 98.

11. — Nuit sans sommeil, un peu de subdélirium. — T. 38,9. — P. 98. Pouls plein, résistant.— T. 39.— P. 100.

Dans le courant de la journée, le malade est agité ; il est couché sur le dos et ne peut se déplacer lui-même, mais il demande sans cesse à être soulagé par des coussins, sur lesquels il s'appuie. En même temps il se plaint d'une *céphalalgie frontale* assez vive ; le regard est brillant, le facies est animé.

Les urines continuent à être abondantes, sans dépôt de sédiments. Examinées par la chaleur, elles ne contiennent pas d'albumine. Constipation combattue par un lavement purgatif qui évacue bien le malade.

12.— A peine quelques légers sommeils, dans la nuit, fréquemment interrompus. L'intelligence est fort nette, mais l'anxiété du malade est encore plus grande que la veille ; les jointures sont très-douloureuses et fluxionnées ; les articulations des épaules sont prises, ainsi que celles du bassin ; bouffissure générale des deux mains, qui ont l'air potelées. Langue sèche et très-rouge à la pointe et sur les bords. Soif vive. Pouls 100, régulier, assez résistant.

Tempérture 39. — P. 106

— 38,9. Il n'y a pas de rémission du soir au matin.

Le salicylate de soude a été repris à 5 grammes depuis le 11. — Sirop de chloral, tous les soirs aussi, et eau de Vals en boisson.

13. — T. 39,2 — P. 106.— T. 39,3 — P. 103.

Nuit sans sommeil, plus agitée que la précédente ; peau sèche et aride.

Les sueurs ont cessé depuis deux jours. Le cœur est ausculté avec le plus grand soin : pas de souffle. Rien d'anormal.

La respiration est assez fréquente. Je supprime le salicylate de soude, dont je n'obtiens plus d'effet, et je donne 1 gramme de sulfate de quinine à prendre en trois fois et 4 grammes de bromure de potassium dans une potion.

14.—Toujours même insomnie, sans divagations. Le cou est très-douloureux; miliaire abondante sur la poitrine et l'abdomen. Tremblement fibrillaire des muscles.

Le malade ne bouge pas de la position où il se trouve; les avant-bras sont un peu écartés du tronc et dans une demi-pronation, les genoux légèrement fléchis. On lui passe seulement de temps en temps des coussins pour lui relever la tête. La céphalalgie est vive. Les pupilles sont resserrées; la vue est bien moins nette. La face est pâle; bruits dans les oreilles. Les articulations paraissent moins douloureuses que la veille.

Soif très-vive, langue sèche. Anxiété morale du malade ; pressentiments sinistres.

Deux vésicatoires aux cuisses. Le bromure est porté à 5 gr. ; compresses glacées sur le front.

T. 40. — Pouls 110, régulier, mais dépressible.

40, 1 — 112.

Le soir, à dix heures, devant l'agitation qui continue, je fais donner un lavement avec 2 gr. d'hydrate de chloral.

15. — Nuit mauvaise. Insomnie complète. Délire transitoire, qui a cessé au réveil. Le malade essaie souvent de se lever. Obnubilation de la vue. *Céphalalgie intense.* Dysphagie. *Plaques d'hyperesthésie sur les membres.* Avec cela, les jointures sont libres ; les tremblements fibrillaires sont plus accusés que la veille. Le malade a eu une selle copieuse.

Pouls 120. Sans irrégularité, sans vices au cœur.

T. 40,9.

La journée s'est passée dans d'aussi mauvaises conditions. Le soir, la température était à 41°, le pouls à 120, dépressible et sans dicrotisme. Les jointures sont toujours indolores à la pression. Respiration fréquente, diaphragmatique.

16. — Nuit sans sommeil. Le malade a vociféré toute la nuit ; délire furieux: il s'est jeté à bas du lit et a voulu quitter l'appartement ; il demande un fusil pour se tuer ; deux hommes peuvent avec peine le maintenir. Parole brève, saccadée ; yeux hagards, pupilles très-resserrées, insensibles à la lumière ; face blême, lèvres violettes.

5

Céphalalgie excessive. — T. 41,4

Carphologie. — P. 121, petit, fuyant.

En présence d'une température si élevée et de ce désordre ataxique complet, persuadé que le collapsus était proche, et partageant, du reste, avec l'assistance, le pressentiment que la mort était imminente, je n'hésitai pas à recourir aux bains froids.

Les symptômes alarmants grandissaient d'heure en heure, et j'avais épuisé toute médication sur laquelle j'avais droit de compter.

Si j'ai essayé d'une pareille médication, bien difficile, du reste, à faire accepter et à appliquer dans une petite localité, c'est que j'ai pu compter sur le concours intelligent d'amis complétement dévoués au malade ; c'est parce que j'ai été secondé à merveille par eux, que j'ai pu donner des bains dans les conditions les meilleures possibles.

Premier bain, pris à 10 heures du matin. Température du bain, 20° ; température du malade, 41°5.

Au bout de 4 minutes d'immersion, la température du bain était à 23°. Je l'ai ramenée, toujours au chiffre de 20° environ. Affusions froides de temps à autre sur la tête et compresses froides dans l'intervalle. Pas de délire dans le bain, que le malade supporte très-bien, du reste. Au bout de 18 minutes, horripilation. Il est sorti du bain ; on le place sur son lit, dans une couverture en laine, et on le frictionne fortement ; boules d'eau chaude aux pieds. La température était descendue à 37°. Le calme est manifeste après le bain. On donne du bordeaux et des boissons alcooliques chaudes. Le bromure de potassium est continué à la dose de 6 gr. Le délire reparaît une heure après, mais il est moins *bruyant*. A deux heures, T. 40°6.

2ᵐᵉ bain de 20 minutes, dans les mêmes conditions. Le calme a été, cette fois, encore plus grand, quoique les douleurs des jointures ne soient pas ressenties par le malade.

A 8 heures du soir, 3° bain. La température, descendue à 36°8, après le 2° bain, atteignait 41°.

Dans la nuit, il y a eu du délire ; mais il n'a plus été bruyant et le malade semble bien plus raisonnable. Il prend très-souvent du bouillon et du vin. Petit sommeil de demi-heure : il y avait déjà cinq jours que cela n'était pas arrivé. A deux heures du matin, T. 40°4. J'ai trouvé le malade inquiet, anxieux, et j'ai fait donner le 4° bain. La chaleur, après ce bain, a été plus lente à revenir. Le collapsus a duré demi-heure. Le reste de la nuit a été relativement bon. Sommeil d'une heure. Le calme est manifeste ; subdélirium seulement.

17.—Trois bains sont donnés dans le courant de cette journée. J'ai pris pour guide l'élévation de la température qui montait moins rapidement que la veille :

1er bain, à 8 heures du matin, température 40°2

2e	—	à 3	— du soir,	—	40°1
3e	—	à 10	— —	—	40°

Pouls de 112 à 120

Elle met, en effet, 6 heures aujourd'hui pour atteindre le chiffre de 40°, qu'elle atteignait, la veille, trois heures après le bain.

Les articulations sont toujours libres; le mal de tête est moins intense; la vue semble plus claire et les oreilles bruissent moins. Le malade s'intéresse un peu à ce qui l'entoure ; il prend courage.

Même traitement que la veille.

18.— Le malade a reposé quelques quarts d'heure dans la nuit ; délire tout à fait transitoire et cessant au réveil. L'agitation a diminué encore. Néanmoins les pupilles sont toujours assez resserrées et peu sensibles à l'action de la lumière; la langue est sèche et noirâtre au milieu ; la soif est toujours vive. Le malade se plaint moins de la tête; il a uriné beaucoup et a eu une selle, grâce à une dose de calomel.

A 8 h., température 40°,1.— 8e bain, de 20 minutes

A 4 h. — 40° 9e —

Les articulations deviennent sensibles à la pression; le pouls est plus résistant : il varie de 105 à 110.

La température, après les bains, remonte plus lentement encore que la veille, et je note une amélioration bien plus accentuée sur les symptômes généraux. A 10 heures du soir, la température n'ayant encore que 39,3 et le malade me paraissant vouloir reposer un peu, je ne donne pas d'autre bain, me contentant donc de deux bains pour cette journée et fixant à 40° le chiffre nécessitant l'emploi de l'eau froide.

19.— Le malade n'a pas reposé, la nuit, comme je l'espérais; il a déliré, sans présenter pourtant trop d'agitation. Loquacité, parole brève, peau sèche. Température 40°, 1.— Bain, à 10 heures du matin, de 20 minutes.

Ce chiffre de durée n'a jamais pu être dépassé. Je me suis basé sur le frisson pour sortir le malade de l'eau. Dans l'intervalle des bains, des compresses glacées ou une vessie de glace ont été constamment maintenues sur la tête. — Le malade commence à se plaindre des bains qu'il prend avec peine, quoique pourtant résigné. Jusque là il avait été mis dans l'eau sans qu'il s'en plaignît nullement. Toujours même traitement bromuré.

A midi, la température est à 39°, elle ne remonte à 40° que le soir à 8 heures. En même temps, délire et vive agitation. Nouveau bain à ce moment. Il est fort bien supporté. Notable amélioration ensuite; sommeil d'une heure, la nuit; après quoi le malade reste immobile, prostré, éprouvant la plus grande répugnance à ce qu'on lui adresse la parole.

20. — T. 39, 1 le matin. Intelligence plus nette. Jointures douloureuses au toucher, fluxionnées; pupilles sensibles à la lumière. La céphalalgie a bien diminué et les oreilles ne tintent plus.

A 6 heures du soir, la température étant remontée à 40, je donne un autre bain de 20 minutes de durée, qui sera le dernier. La réaction s'est faite rapidement, le sommeil est bientôt arrivé.

21.— T. 39. – P. 106, régulier, sans dicrotisme.

L'agitation a complétement disparu. Le malade est plongé dans une somnolence comateuse dont on le fait sortir, du reste, très-facilement. La tête est toujours chaude, mais moins qu'il y a deux jours. La vessie de glace y est maintenue constamment; le malade dit en éprouver un grand soulagement.

Une selle dans la journée. Urines toujours très-abondantes, sans sédiment. La langue est sèche et noirâtre en son milieu.

Le soir, T. 39,2.— P. 108.— Un peu de subdélirium.

22.— La torpeur est plus marquée que la veille. On note de continuelles divagations pendant le sommeil, qui est bruyant et un peu comateux. Quand on réveille le malade et qu'on lui demande s'il souffre de la tête, il répond qu'il la sent bien dégagée. Yeux injectés. Pupilles peu sensibles à la lumière. Articulations douloureuses. — T. 39,3. — P. 106, plein et résistant. En présence de cet état, je prescris 8 sangsues à appliquer aux apophyses mastoïdes et je donne à plusieurs reprises, dans le courant de la journée, 1 gramme de bromhydrate de quinine en tout, en injections hypodermiques.

Le soir, la température est à 39, le pouls à 102, moins plein que le matin. La tête paraît moins lourde et le malade dit qu'il sent le cou plus libre. Du reste, il répond plus vite aux questions qu'on lui adresse, qu'il semble saisir plus rapidement aussi.

23.— Pas de sommeil; toujours prostration, torpeur, dépression très-grande des forces. Mais le malade ne se plaint pas et assure qu'il se sent mieux. — C'est évidemment pour nous la période de détente, faisant suite à l'excitation cérébrale qu'ont si bien amendée les bains froids. Afin de combattre du mieux possible la congestion, dont les centres nerveux me paraissent être le siége, je fais appliquer 8 sangsues encore aux malléoles et je les laisse couler une bonne partie de la nuit.

Temp. le soir de ce jour, 39,2.— P. 105.

24. — Le malade a encore divagué cette nuit, mais il a été moins somnolent et, le matin, il nous a paru moins prostré que les autres jours. Le facies est pâle, les yeux sont sans expression.

Matin, T. 39. — P. 103. — Soir, T. 39. — P. 102.

Même traitement (Bromhydr. de quinine. Grog. Vin généreux, etc.

— 33 —

25. – Divagations nocturnes, qui cessent dès le jour ou lorsqu'on parle au malade. De temps en temps, quelques sommeils tranquilles. Toujours degré bien marqué, de dépression intellectuelle.

T. 38,8. — P. 102. — T. 38,9. — P. 107.

26.— La tête paraît être complétement libre. Le malade remue le cou sur le traversin. La peau est beaucoup moins sèche depuis 4 à 5 jours.

Tout ce qui est pris est parfaitement digéré.

Matin, T. 39.— P. 108.— Soir, T. 39,1. — P. 109.

Le malade tousse assez souvent, ce qui le dérange beaucoup et lui donne de vives douleurs dans les membres par les secousses que la toux produit.

A l'examen de la poitrine, je trouve quelques râles sonores et humides en arrière à gauche. Je fais appliquer un emplâtre thapsia sur ce point, en même temps qu'on doit promener des cataplasmes sinapisés sur les côtés de la poitrine. La torpeur a notablement diminué; les pupilles sont aujourd'hui bien plus agrandies et plus facilement contractiles.— (Sirop calmant; 0, 50 centig. quinine en pilules; plus d'injections.)

27. — Matin, T. 38,7.— P. 100. — Soir, T. 38,9. — P. 103.

L'état est à peu près le même que la veille; l'hébétude a presque totalement disparu.

28.— Nuit agitée, à partir de 2 heures. Jusque-là, le malade avait pu goûter quelques petits sommeils réparateurs. A 2 heures 1/2, il a vomi son bouillon et n'a plus rien pu avaler, malgré sa persistance. Les liquides ne pouvaient plus franchir l'isthme du gosier. Ce spasme du pharynx l'effraie beaucoup.

T. 38,9. — P.101. — T. 38,6. — P. 96.

Vers onze heures du matin, cet état spasmodique cesse brusquement. Tous les autres symptômes s'amendent sensiblement. Suppression de la vessie de glace.

La respiration est tout à fait libre, la toux moins gênante.

29. — T. 38,4. — P. 80. — T. 38,5. — P. 76.

Toujours divagations passagères. — Le pouls, qui jusque-là était resté régulier, devient dicrote avec des points d'arrêt (6, 7) par minute, et d'une irrégularité bien accentuée. Même observation du côté du cœur, où on ne perçoit aucun bruit de souffle, mais seulement de l'arythmie. La respiration de son côté est lente et entrecoupée de soupirs. En présence de ces phénomènes, qui ont évidemment leur siége du côté du bulbe et peuvent être rattachés à un léger œdème de cette région, je donne au malade 1 gr. 50 d'iodure de potassium par jour et 0,50 centigr. de f. de digitale en infusion ; en même temps, on applique un vésicatoire à la région cardiaque.

30. —T. 38,5. — P. 46. — T. 38,3 — P. 42.

Arythmie plus prononcée que la veille.

Néanmoins, le malade ne se plaint que de ses jointures. L'hébétude, ainsi que la somnolence, a disparu.

31. — T. 38,4 — P. 50. — T. 38,6 — P. 52.

Arythmie cardiaque.—Conjonctivite de l'œil gauche. Le cou, aujourd'hui, est roidi et très-douloureux.

Les divagations nocturnes et diurnes, qui ne se manifestent que pendant que le malade a l'air de dormir, cessent dès qu'on attire légèrement son attention.

1er février, T. 38,4 — P. 50. — T. 38,3 — P. 48.

2e — T. 38. — P. 55. — T. 38,1 — P. 58.

L'arythmie cordiaque et le ralentissement du pouls sont moins marqués.

J'ausculte chaque fois le cœur avec le plus grand soin sans découvrir le moindre bruit de souffle, ni le moindre épanchement dans le péricarde.

3. — T. 37,6 — P. 60. — T. 37,9 — P. 62.

A peine quelques points d'arrêt, plus de dicrotisme.

Dans le courant de cette journée, le malade, qui cependant va assez régulièrement à la selle, a eu des douleurs intestinales excessives : le ventre s'est fortement météorisé ; le corps s'est couvert d'une sueur froide et visqueuse. Cet état s'est prolongé environ pendant dix heures et a cédé à des lavements laudanisés ; puis ce météorisme a brusquement disparu.

Le même traitement est continué. Depuis plusieurs jours, le malade boit environ un litre et demi de lait par jour.

Comme le sommeil n'est jamais suffisant, je fais depuis deux jours, le soir, des injections de chl. de morphine.

4. — T. 38 — P. 86. — T. 37,6 — P. 83.

Plus d'arythmie. Respiration régulière.

Je supprime la digitale, que je remplace par 20 gouttes de noix vomique à prendre en deux fois, avant le potage de midi et du soir. L'appétit a diminué et j'espère agir de cette façon doublement et sur l'estomac et sur les centres nerveux dont je veux exciter l'action.

5. — Sommeil meilleur.

T. 37,8 — P. 80. — T. 37,6 — P. 82.

Le malade est tourmenté par des contractures très-pénibles, ayant surtout leur siège dans les mollets.

Je sens moi-même, à plusieurs reprises, les muscles qui se tendent comme des cordes. En même temps, il se plaint d'éprouver dans les membres des douleurs vives, qu'il compare à une décharge électrique (douleurs fulgurantes); elles se reproduisent de temps à autre. *Hypéresthésie excessive* de la peau des membres du corps et de la face.

Je suis obligé de renoncer aux injections de morphine, qui font affreusement souffrir le malade et qui avaient été très-bien tolérées jusqu'à ce jour.

Je note, avant d'aller plus loin, l'*amaigrissement* du corps qui s'accentue tous les jours davantage.

Le malade était, je l'ai dit, très-musclé et très-gros; deux hommes avaient de la peine à le soulever. Aujourd'hui, un homme le porte avec la plus grande facilité.

6. — T. 37,4 — P. 76 — T. 37,3 — P. 78.

Douleurs fulgurantes et contractures qui nécessitent des frictions continuelles sur les membres.

7. — T. 37 — P. 72 — T. 37,2 — P. 75.

Même état.

8. — T. 37,1 — P. 75. — T. 37,3 — P. 76.

Il n'y a plus d'hypéresthésie ni de douleurs fulgurantes. Les contractures seules persistent.

9. — T 37 — P. 70. — T. 37,2 — P. 72.

Difficulté d'uriner.

10. — T. 37,1 — P. 68. — T. 37,1 — P. 70.

Le malade, dont la peau était toujours restée sèche, a quelques sueurs ; il urine à peine ; les urines sont un peu troubles. J'ai noté avec beaucoup d'attention que jusqu'à ce jour les urines avaient été, au contraire, très-limpides et très-abondantes.

11. — T. 36,8 — P. 65. — T. 37 — P. 64.

Il n'y a plus de difficulté pour uriner, mais les urines sont très-troubles, très-sédimenteuses et contiennent un peu de sang. Les sommeils sont maintenant plus longs. Le malade a pu dormir 4 heures, ce qui n'était pas arrivé depuis le commencement de la maladie. Sueurs abondantes et continuelles.

12. — T. 37 — P. 69. — T. 36.8 — P. 65.

Les contractures ont disparu à leur tour, mais les jointures sont très-douloureuses. Tantôt c'est le bras droit, tantôt le bras gauche, de même pour les jambes, qui sont prises de préférence. Les articulations ne sont pas rouges cependant ; au contraire, très-blanches et pas trop chaudes.

13. — T. 37 — P. 68. — T. 36,9 — P. 64.

L'amélioration est de plus en plus notable. Je supprime l'iodure et je ne donne que de la noix vomique avec de l'extrait de quinquina et du lait. Le malade prend très-souvent des potages, des gelées de viande, du jus de viande, des œufs frais, etc., etc.

Amaigrissement excessif. Etat squelettique du sujet.

Ce jour-là, le malade m'a assuré qu'il se rendait un compte exact de sa situation.

Tout jusque-là, pour lui, s'est passé à l'état de songe ; il n'en a pas le souvenir. L'intelligence est complétement libre.

14. — T. 36,8 — P. 68. — T. 36,4 — P. 65.

Même état.

15.— La température, devenue normale, n'a plus été prise à partir de ce jour. Le rhumatisme articulaire a continué à évoluer, comme si sa marche naturelle n'avait pas été marquée par les terribles accidents cérébraux auxquels nous avons assisté. Une nouvelle manifestation de la maladie a paru vers le 20 février et a persisté durant 4 jours : c'est *une orchite double avec funiculite* très-douloureuse. A dater de ce moment, je n'ai plus rien d'intéréssant à noter. Le malade mange et repose comme d'habitude ; il ne se plaint plus que de ses jointures, qui deviennent tous les jours aussi moins douloureuses. Ce n'est que le 22 qu'il a pu se dresser seul sur son séant. Depuis, grâce à un moral excellent et à un excellent appétit, les forces ont semblé revenir assez vite. Le 6, le malade marchait dans sa chambre avec un bâton, et le 10 il opérait sa première sortie. L'amaigrissement, qui était devenu excessif, disparaît d'une manière sensible ; la convalescence est franchement établie. J'espère qu'avant un mois le malade sera assez fort pour reprendre son travail.

Observation II

(personnelle)

Hôpital d'Avignon, service de M. Carre.

T... Georges, né à Paris, soldat au 141e de ligne depuis six mois, âgé de dix-neuf ans, employé auparavant au télégraphe du chemin de fer.

Tempérament lymphatique, mais bien portant ; n'a jamais eu de rhumatisme ni d'autres maladies. Rien du côté de l'hérédité.

Le 18 février 1882, T... se plaint, en se levant, de mal à la gorge. Va à la visite et entre à l'infirmerie.

Le lendemain 19, il se plaint de faiblesse générale, a de la fièvre, ne peut se tenir debout et souffre de douleurs lancinantes dans les articulations. Pas d'appétit.

Le malade reste au lit, et, le 20 au soir, il voit une éruption sur tout le corps. Le 21, il est envoyé d'urgence à l'hôpital.

Nous constatons une faiblesse générale ; la peau chaude et moite, la langue sale ; la gorge, qui fait toujours mal, est très-rouge et les amygdales légèrement tuméfiées. — Sur la poitrine, nous constatons un léger pointillé rouge, trace de l'éruption de la veille ; mais rien au bras ni au cou. — Quelques vagues douleurs dans les membres, mais insignifiantes. — Insomnie.

Temp. : soir, 40°. Pouls, 124.

Traitement : Expectation. Potion calmante pour la nuit, avec 30 gr. sirop de morphine. Bouillon. Tisane d'orge.

22. — Toute trace d'éruption a disparu. -- Les douleurs dans les articulations s'accentuent.

Souffle au 1er temps et à la pointe : ce qui vient confirmer le diagnostic du rhumatisme articulaire aigu.

Matin, T. 38°4. — Soir, 39°4. — P. 114 — 118.

Traitement : Salicylate de soude, 3 grammes. Potion calmante. Bouillon. Lait.

23. — Le malade est complétement cloué dans son lit ; il ne peut faire aucun mouvement ; on est même obligé de le faire uriner. — Le bruit du souffle persiste et on entend même un peu de frottement péricardique. — Sueurs abondantes avec odeur acide caractéristique.

Matin, T., 37°4 — Soir, 39°8. — P. 104 — — 110.

Continuation du même traitement.

24, 25, 26. — Les douleurs persistent, et rien de nouveau à noter.

La température oscille entre 37°5 et 39°.

On augmente la dose de salicylate, qui est portée à 4 gr. — On donne même 1j2 milligramme d'atropine contre les sueurs, qui continuent à être très-abondantes.

27. — Même état ; pas de mieux sensible ; douleur vive à la région précordiale. Mêmes bruits de souffle. — Insomnie persistante, malgré la potion de morphine chaque soir.

Le malade ne présente, en dehors de cela, rien d'extraordinaire.

Température du soir 38,6.

28. — Le malade a eu le délire toute la nuit ; il s'est levé, a couru dans toute la salle. Les articulations sont bien moins douloureuses et le bruit du souffle est très-prononcé.

T... parle beaucoup ; il veut partir, raconte des histoires, mais est tranquille. Temp. : mat., 38 ; soir, 38,4.

On suspend le salicylate. — Potion à l'aconit et bain froid dans la matinée. — Lait, bouillon, vin chaud.

Le bain a été donné vers les 10 heures, à une température de 20°, et des affusions froides sur la tête. Le patient a commencé par se plaindre en entrant dans l'eau, en avait pour ainsi dire peur ; puis, peu à peu il s'est calmé et n'a plus déliré. Au bout d'un quart d'heure, on le sort et on l'enveloppe dans une couverture. — Vin chaud.

La température n'étant pas excessive, on a négligé de la prendre dans le courant de la journée.

Le reste de l'après-midi, le malade a été calme; et seulement vers le soir, il a eu des rêvasseries, mais a été tranquille. Je devais prévenir le chef de service, s'il survenait des accidents violents.

1ᵉʳ mars. — T... a eu encore le délire toute la nuit et s'est relevé, à tel point que l'infirmier fut obligé de lui mettre la camisole de force ; avec cela, n'est pas furieux. Il répond toujours à une idée fixe. Se plaint d'oppression et d'une douleur dans toute la région précordiale. Bruit de souffle et de frottement à la pointe.

T. matin, 38°6 ; soir, 38°6.

Les douleurs articulaires ont disparu.

Traitement. — Bains froids ; potions aconit et alcoolique ; lait ; bouillon.

Un second bain a été donné le matin à 9 heures, à 20°. Aussitôt le malade a été plus calme ; il répond aux questions qu'on lui adresse. Il reste un quart d'heure dans le bain et est ensuite enveloppé dans une couverture de laine. Il passe le reste de la matinée calme, rêvassant toujours un peu.

Vers les 4 heures, nouveau bain qui amène une détente plus considérable : il a presque sa lucidité d'esprit.

Le soir, à 8 heures, je suis appelé et je trouve le malade pris d'oppression, respiration pénible et face cyanosée.

Application de 12 ventouses, sèches qui font disparaître cet état.

2.— La nuit a été assez bonne ; le malade a un peu reposé et, le matin, a complétement ses idées, mais ne se rappelle pas avoir été mis dans l'eau.

Les douleurs articulaires le font un peu souffrir ; mais, à l'auscultation, on trouve de la matité en arrière à gauche, du souffle et quelques râles ; un crachat rouillé vint même éclairer sur l'état du poumon.

T. matin, 37°6 ; soir, 39°3.

Large vésicatoire à gauche et en arrière ; potion alcoolique ; lait ; bouillon.

L'élévation de température du soir paraît tenir à l'application du vésicatoire.

3. — Toutes les articulations sont prises comme au premier jour. Moins d'oppression.

T. matin, 38°4 ; soir, 38°7.

Les bruits du cœur ont bien diminué d'intensité. Même traitement.

4. — Le vésicatoire a beaucoup coulé ; le malade est très-soulagé. Souffle en arrière ; pas de râles, plus de crachats rouillés.

Il a saigné du nez dans l'après-midi, mais ce phénomène n'a pas reparu.

Les douleurs articulaires font moins souffrir ; le malade aurait faim. Toute trace d'accidents cérébraux a disparu.

Diète lactée ; bouillon ; vin sucré.

T. matin, 37°8; soir, 37°9.

5. — Rien de particulier à noter.

T. matin, 37°3 ; soir, 37°7.

6. — Le malade va beaucoup mieux ; le souffle a disparu en arrière. Au cœur, toujours un léger souffle au premier temps et à la pointe. Douleurs articulaires très-diminuées.

Soupe ; vin ; lait. Potion à l'aconit.

T. matin, 37°3 ; soir, 37°.

7. — T... commence à manger ; les douleurs diminuent chaque jour.

10. — La convalescence est pleinement établie. Plus de douleurs ; un peu de faiblesse générale et encore un peu de souffle à la pointe, mais un appétit formidable.

Vin de quinquina ; 3 portions ; lait.

Le 20, le malade part en convalescence, complétement rétabli.

Le 5 juin, j'ai vu T... revenant de convalescence ; il était en parfaite santé et toute trace de souffle au cœur avait complétement disparu.

Observation III

The Lancet, 28 mai 1881.

Fièvre rhumatismale avec hyperpyrexie et coma. — Bains froids. — Guérison par le docteur Carter.

Traduction due à l'obligeance de M. François Boissier.

Emma R., âgée de trente-trois ans, mariée et mère d'une nombreuse famille, entre à l'hôpital le 18 décembre 1880, souffrant de douleurs rhumatismales. Elle avait de légères douleurs depuis environ dix jours, mais ne s'était mise au lit que le 13.

Pendant les trois premiers jours, le cas ne présenta rien de spécial, si ce n'est que la malade se plaignait de bruit dans la tête et d'insomnie par suite des douleurs articulaires. Outre ce manque de sommeil, facilement explicable, et ce léger tintement, il n'y avait rien dans les symptômes ni dans les antécédents qui fît craindre des troubles cérébraux.

C'était une femme robuste, bien portante.

Les bruits du cœur étaient normaux; pouls 104; respiration 28 ; temp. 100,2 F. (37°,79 C.).

On ordonna la diète lactée ; les articulations furent entourées de coton, et à 2 heures et demie, elle commença à prendre une mixture contenant pour chaque dose 20 grains de salicylate de soude et 20 minimes d'acide bromydrique.

Les six premières doses furent données à des intervalles d'une heure ; la température tomba de 101,0 F. (38°,8 C.) à 99° F. (37°,2 C.) à minuit.

Après la sixième dose, le médicament fut donné toutes les trois heures.

Les douleurs, qui avaient été si fortes que les couvertures ne pouvaient être supportées sur les articulations malades, furent moins vives.

Mais il faut remarquer que ce soulagement et l'abaissement de la température ne furent accompagnés d'aucune diminution du pouls, qui, à minuit, était encore à 114, et pendant les deux jours suivants varia de 114 à 122. La température resta basse et n'atteignit qu'à un moment 101 F. (38,0 C.)

Après la neuvième dose du médicament, la malade se plaignit de surdité et d'étourdissement ; la respiration devint un peu traînante et elle vomit légèrement à 4 heures et demie du matin, le 19.

Vu ce fait, on ordonna de donner le médicament toutes les quatre heures et dans de l'eau sodée.

Elle vomit encore à dix heures un quart, mais passa ensuite une bonne nuit.

Dans la journée, la face s'était congestionnée et elle avait transpiré abondamment.

Le 20, Emma R. était tout à fait délivrée de sa douleur ; elle avait moins de bruit dans la tête ; mais, comme elle avait encore vomi deux fois et qu'elle se plaignait toujours d'étourdissement et de surdité, le médicament fut suspendu à deux heures.

A cinq heures, elle eut le délire pour la première fois.

Immédiatement après le commencement du délire, qui fut d'abord paisible, *la température n'était que de 101° F.* (38,3 C.); mais on ne peut dire de combien elle s'éleva dans les quelques heures qui suivirent, car sa violence devint telle que l'on ne put se servir du thermomètre.

Cependant la peau paraissait fraîche à la main.

Comme elle refusait obstinément de prendre quoi que ce soit, nourriture ou médicament, on la chloroformisa, mais avec peine à cause de ses violences. Pendant ce temps, on lui donna deux lavements de chloral avec du bromure de potassium, mais elle les rendit instantanément.

A peine réveillée, elle eut le délire plus violent, ce qui fit qu'on lui en donna une seconde fois avec une injection d'un demi-grain d'acétate de morphine.

On renouvela plusieurs fois les lavements, mais sans plus de succès.

La malade dormit cependant, mais la température s'éleva rapidement. Le 21, à quatre heures dix du matin, elle était de 105° F. (40°,5 C.). On éponge alors le corps avec de l'eau tiède, et, après deux lotions, la température s'abaissa à 100°,6 F. (37°,9 C.).

A six heures et demie, le chef de service, la trouvant encore en plein délire, fit une nouvelle injection d'un quart de grain de morphine.

A sept heures quarante-cinq, la température était à 106°,2 F. (41°,2 C.); vers dix heures, elle était à 104°,4 F. (40°,2 C.) et à onze heures à 107° F. (41°,6 C.).

La malade était alors plongée dans un coma profond, d'où ne pouvait la faire sortir aucun *stimulus externe*.

La malade fut immédiatement mise dans un bain à 90° F (32°,2 C.); on lui versait de l'eau froide sur la tête, et le bain était refroidi par un courant d'eau froide.

Elle resta une heure dans le bain. Au bout de vingt-cinq minutes, la température était tombée à 103° F (39°,4 C.). La malade recouvra alors ses facultés, et, dix minutes avant de sortir du bain, elle fit quelques observations raisonnées et but de l'eau-de-vie étendue.

C'était la première fois qu'elle prenait quelque chose depuis vingt heures.

Quand on la sortit du bain, sa température était de 99°,6 F. (37°,5 C.) et, quinze minutes après, de 98°,4 F. (36°,8 C.).

Elle prit alors du bouillon chaud et, pendant l'après-midi, du lait chaud.

Le pouls, pour la première fois depuis son entrée, tomba au-dessous de 100. Elle dormit bien la nuit qui suivit le bain.

Le 22, elle eut un léger point pneumonique à la base du poumon droit ; mais cette pneumonie disparut en peu de jours. Les douleurs rhumatismales survinrent faiblement et disparurent avec de petites doses de salicylate de soude.

Après quelques semaines de séjour à l'hôpital, elle sortit parfaitement guérie. Il n'était survenu aucune complication cardiaque.

Nous avons tenu à reproduire cette observation, pour bien faire voir la rapidité d'action des bains froids. Ainsi cette femme, plongée dans un coma le plus complet, en danger de mort imminente, ressuscite, pour ainsi dire, sous l'action d'un *seul* bain, et, malgré les signes d'une pneumonie qui disparaît rapidement, la convalescence est prompte et complète.

Observation IV

(due à l'obligeance de M. le docteur Blanc, d'Avignon)

Rhumatisme articulaire aigu. — Hyperthermie. — Déterminations multiples. — Érythème de la moitié supérieure du corps. — Accidents cérébraux. — Traitement par les bains froids. — Guérison.

B..., trente-trois ans, boulanger, fort, robuste.

Antécédents héréditaires : pas de rhumatisants ni de cérébraux dans la famille. — Personnels : attaque de rhumatisme à treize ans (durée indéterminée); deuxième attaque à dix-sept ans, séjour de six mois à l'hôpital ; pas d'accidents cérébraux pendant le cours de ces attaques. Il y a un an, blennorrhagie aiguë, sans phénomènes articulaires, au milieu d'une santé florissante.

B... est pris sans cause appréciable, le 23 juillet 1881, de douleurs articulaires généralisées, prononcées surtout dans les membres inférieurs.

Appelé le 25, je constate une fièvre modérée, gonflement des genoux, du cou-de-pied, des poignets. Les douleurs sont très-vives aux membres inférieurs. Le malade est immobilisé.

Traitement : potion avec 8 grammes de salicylate de soude; frictions avec un liniment laudanisé et chloroformé.

Après avoir absorbé quelques cuillerées de potion, le malade est pris de nausées et de vomissements. Le salicylate est suspendu.

Rien au cœur et à la poitrine.

26. — Même état. Traitement: poudre de Dower, 0,50 centigr.; potion de Rivière; eau de Vals.

27. — Deux petits vésicatoires sont appliqués, un sur chaque genou.

28. — Les douleurs sont moins vives aux membres inférieurs, plus aux supérieurs.

Sulfate de quinine, 0,75 centigr.

30. — Le matin, douleurs médiocres ; les bruits du cœur sont plus sourds ; pas de souffle.

Application d'un vésicatoire à la région précordiale.

Le soir, l'aspect du malade est modifié; la face est terreuse, typhique ; la prostration considérable ; l'état général est très-grave. Distension du ventre, gargouillement, diarrhée.

Température axillaire, 41°.

Pas de phénomènes cérébraux. Apparition d'un érythème confluent sur les poignets, les bras et la poitrine.

Traitement : sel de Seignette, 10 gr. ; puis, administration de la solution de salicylate de Clin.

31 juillet-1er août. — Le malade a pris en 48 heures 16 grammes de salicytate. L'état articulaire est stationnaire ; l'état général est plus satisfaisant.

Température, 40°5.

2 août. — La situation a peu changé. Les sueurs sont assez abondantes. 5 gram. de salicylate.

3. — Diminution graduelle des douleurs ; fièvre vive. Un peu de submatité à la partie postérieure droite de la poitrine.

Application d'un vésicatoire.

4. — Les douleurs sont nulles. L'érythème, très-intense, scarlatiniforme, occupe toute la partie supérieure du corps.

Traitement : 1 gr. de sulfate de quinine.

5. — Le matin, apparition d'un délire tranquille. — Soir, le malade a eu des phénomènes d'angine ; pendant plus de deux heures, il n'a pu avaler : les liquides refluaient par le nez ; douleur de gorge très-vive. Délire professionnel. Agitation.

Traitement : sinapismes aux membres inférieurs, 2 vésicatoires aux cuisses.

6. — Nuit mauvaise, fièvre vive.

Administration de 1 gr. de sulfate de quinine en 3 cachets, à deux heures d'intervalle ; bicarbonate de soude, 7 grammes à doses fractionnées.

A 4 heures. — Pouls petit, dépressible. Délire continu ; carphologie ; plus de douleurs.

Lavement au musc et opium. Application d'une vessie de glace sur la tête.

Le soir, à 9 heures, la température est de 40°5 ; l'état général très-grave ; délire, sensation extraordinaire de chaleur sur tout le corps. Le malade enlève à chaque instant sa vessie de glace pour la promener sur la figure et sur les bras.

Traitement : administration d'un bain à 27°, refroidi à 23° ; affusions sur la tête d'eau à 20°. Durée du bain, 25 minutes. Le malade éprouve une sensation de bien-être. Il est enveloppé dans une couverture de laine ; la réaction se fait bien. Après le bain, la température descend à 38°5. Dans la nuit, relativement bonne (puisque l'impression était que le malade devait succomber cette nuit), apparition de douleurs à l'épaule droite.

7 août. — A 8 heures du matin, le thermomètre marque 40°6.

Bain dans les mêmes conditions que la veille.

La température descend, après le bain, à 39°.

La glace est continuée.

Lait coupé avec eau de Vals (Vivaraise, 9).

Journée mêlée de calme et d'agitation.

Le soir, température, 40°4. Bain à 9 heures. Température, après le bain, 39°8.

8. — Nuit assez agitée, surtout le matin.

A 5 heures, temp.: 40°2.

Enveloppement dans un drap mouillé ; affusion froide sur la tête. La température s'abaisse à 39°6. Délire continue.

A 10 heures, temp.: 40°2.

Bain froid dans les mêmes conditions. Temp. après le bain, qui ne s'est pas prolongé au delà d'un quart d'heure, 37°5. Sensation de malaise ; état syncopal.

Pendant la journée, 3 affusions froides de 7 minutes de durée. Application de deux nouveaux vésicatoires aux jambes.

9. — Temp. : matin, 39°6 ; soir, 39°8.

10. — Temp. : matin, 39°5 ; soir, 40°.

Potion au quinquina et digitale.

11. — Temp. : matin, 40°5.

L'état du malade, après avoir été satisfaisant pendant deux jours, s'aggrave; l'anxiété est profonde ; stupeur.

Continuation des applications de glace.

Le soir, bain à 33°, refroidi jusqu'à 27°.

Temp. : avant, 40°4 ; après, 39°8.

État somnolent et inconscient.

12. — Temp. : matin, 40°4 ; soir, 40°2.

Enveloppement dans le drap mouillé.

13. — Nuit bonne.

Temp. : matin, 40°2; soir, 40°6.

Décoction de quinquina ; vin chaud.

14. — Les articulations sont badigeonnées avec l'huile de croton.

Temp. : matin, 39°5 ; soir, 40°4.

Plus d'affusions, plus de glace.

15. — Temp. : matin, 39°6 ; soir, 39°7.

Du 16 au 21, la température oscille entre 39°6 et 39°. Le malade reprend connaissance ; il est très-déprimé, mais ne délire plus.

Les toniques forment la base du traitement.

Le 21, le malade a, le soir, une syncope sans bruit de souffle.

Traitement. — Excitants généraux : alcool, café, éther.

Jusqu'au 3 septembre, rien de particulier ; la faiblesse du malade est extrême ; la température oscille entre 38°5 et 39°.

Le 3 septembre, légère réapparition des douleurs, qui reviennent beaucoup plus vives les jours suivants.

Le 16, le malade présente dans toutes les articulations atteintes au début, genoux, poignets, le gonflement et les douleurs du rhumatisme généralisé aigu.

État stationnaire jusqu'au 20. A partir de ce moment, les douleurs diminuent d'intensité, et, après une convalescence assez longue, le malade revient à une santé complète.

Il n'a plus eu, depuis cette époque, aucune rechute de rhumatisme.

TRAITEMENT

Nous ne ferons qu'indiquer rapidement la série des médicaments qui ont été expérimentés dans la thérapeutique des accidents du rhumatisme cérébral, pour arriver de suite au traitement qui fait l'objet de notre thèse : celui par les bains froids.

Dans beaucoup d'observations, nous avons vu essayer un grand nombre de médicaments, mais tous ayant le même but, c'est-à-dire la révulsion sur la nuque ou la dérivation sur les intestins. C'est ainsi que l'on a employé les sangsues, les saignées, les vésicatoires, soit directement sur les jointures, soit sur la nuque, le calomel, etc.; mais nous avons vu aussi, la plupart du temps, l'inefficacité de tous ces moyens. On cite les cas de guérison obtenus par ces médications, et, quelquefois, après combien de temps, de lutte, de découragement et de complications !

Tandis que, depuis que les bains froids sont entrés dans la thérapeutique du rhumatisme cérébral, les guérisons se succèdent nombreuses. C'est ce qui nous a frappé dans les cas que nous avons observés et dans les observations que nous avons lues.

Aussi allons-nous tâcher de faire ressortir l'efficacité de ce traitement, héroïque il est vrai, mais que l'on ne doit pas hésiter à employer, devant le peu de succès de la médication ordinaire.

Indications.— Nous allons, tout d'abord, essayer de poser les indications et les contre-indications ; puis nous examinerons le mode d'administration des bains, à quel moment de la maladie il faut les donner, le degré qu'ils doivent avoir et le temps que le malade doit rester dans l'eau.

Pour les Anglais (Ringer, Wilson Fox)—et Maurice Reynaud partage leur opinion,—l'hyperthermie forme le symptôme capital auquel s'adresse le bain froid, et ils laissent de côté les cas de rhumatisme cérébral, où la mort survient sans élévation de température.

« En attribuant, dit Raynaud, les accidents cérébraux à l'action nocive exercée par un sang surchauffé sur la nutrition des éléments actifs des centres nerveux, nous ne faisons qu'exprimer sous une autre forme le fait même qui frappe nos yeux. »

Ici encore réapparaît la discussion de savoir si l'hyperthermie est cause des accidents cérébraux, ou si ce sont les accidents cérébraux qui causent l'hyperthermie, ou enfin si les accidents cérébraux et l'hyperthermie sont produits par une même cause, qui serait le rhumatisme.

Pour Dujardin-Baumetz (1), c'est de la forme du rhumatisme cérébral que dépendent les indications. Il repousse la médication réfrigérante dans la folie, l'apoplexie rhumatismale, où l'action du froid augmenterait la tendance fluxionnaire; il n'ose se prononcer pour la méningite rhumatismale, à cause du peu d'observations, et enfin il l'admet dans les cas où le délire arrive après la disparition des phénomènes douloureux et congestifs du côté des articulations et que la température s'élève considérablement. « Mais, ajoute-il, cette forme peut guérir sans bains », et il conseille d'essayer les moyens ordinaires et de n'employer les bains qu'en dernier ressort.

Woillez (1), d'après ses observations, arrive aux conclusions suivantes :

« 1° La véritable indication est lorsque le délire intercurrent coïncide avec une hyperthermie de 40° au moins, et avec l'atténuation ou l'abolition de la fluxion des articulations.

2° On doit encore recourir aux bains froids si, avec le délire, il n'y a pas diminution des symptômes articulaires, mais si l'hyperthermie est manifeste.

(1) *Société médicale des hôpitaux,* mars 1870, pag. 87.
(2) *Académie de médecine,* octobre 1880.

3° Les bains froids doivent être employés par des révulsifs, s'il y a un délire simple, les manifestations articulaires suivant leurs cours et l'hyperthermie faisant défaut. »

Nous voyons que, jusqu'ici, l'hyperthermie est la première et la seule indication thérapeutique de la méthode refrigérante. Toutes les autres manifestations morbides doivent, suivant ces auteurs, céder le pas à ce phénomène.

Or, pour nous comme pour Féréol, Labadie-Lagrave, Quinquaud, l'hyperthermie n'est point la cause des accidents cérébraux du rhumatisme aigu, pas plus que celle des symptômes ataxo-adynamiques dans la fièvre thypoïde et dans les autres pyrexies.

Là, dit Labadie-Lagrave (1), comme ici (dans le rhumatisme cérébral), l'élévation de la température est la conséquence des localisations vers l'encéphale de l'action de la maladie originelle, au même titre que le délire et les autres symptômes cérébraux ; et, comme l'a si judicieusement fait remarquer M. Desnos dans son récent et remarquable article sur le délire dans le rhumatisme articulaire aigu, l'hyperpyrexie cesse d'être une cause pour devenir un effet; elle perd son rang d'élément de pathogénie pour garder celui, non moins important, d'élément de pronostic et de thérapeutique; car, bien que tous les rhumatisants hyperpyrétiques ne soient pas fatalement voués au délire, il n'en est pas moins certain que l'hyperthermie indique l'imminence de son explosion.

Pour Féréol (2), elle est de cause générale dont le principe nous échappe; mais il est tenté de croire, avec Aran, qu'il faut le chercher, dans l'ordre des intoxications, du côté des urémies, car la rapidité foudroyante de quelques cas y autorise.

Quinquaud (3) trouve l'explication dans la nature du rhumatisme et l'existence des centres modérateurs de chaleur au niveau de la moelle allongée. La congestion rhumatismale se produit ici sur le cerveau,

(1) Labadie-Lagrave, *du Froid en thérapeutique,* p. 155.
(2) *Société méd. des hôp.,* mars 1875.
(3) Quinquaud, *des Métastases,* pag. 135.

au lieu de se porter sur les articulations; et, si les couches corticales, siége de l'intelligence, sont atteintes, nous nous expliquerons facilement le délire; mais, si en même temps la congestion se produit vers la protubérance et le bulbe et que les centres calorifiques soient excités, on comprendra sans peine l'augmentation de la chaleur animale.

Si donc le cerveau délire, c'est parce qu'il sent le coup d'une fluxion, mais non pas parce qu'il y a plus de calorique répandu dans les vaisseaux cérébraux.

De plus, si nous examinons l'action du froid sur l'organisme, nous voyons que ce n'est pas en refroidissant que l'hydrothérapie est utile; c'est en agissant sur le système nerveux, dont l'hyperthermie, comme le délire, comme l'ataxie, trahit le trouble.

« La médication par l'eau froide, dit Peter, est une médication névrosthénique et non une médication uniquement réfrigérante. C'est l'être morbide tout entier qui est placé dans des conditions différentes. Cette modification brutale, parfois efficace, souvent dangereuse, exerce son action sur l'organisme tout entier et non pas seulement sur l'hyperthermie. »

C'est par une révulsion générale que les bains froids montrent leurs bons effets.

Il faudra donc tenir grand compte de l'élément nerveux, surtout si l'on songe que des malades sont morts brusquement du rhumatisme cérébral sans élévation de température. Ici, le pouls jouera un grand rôle et nous servira à reconnaître le danger; de plus, il faudra tenir compte de son état, s'il est petit, serré, fréquent, fuyant, dicrote, et de certains caractères qui peuvent révéler l'état nerveux du sujet.

Ce qui nous aidera à poser les indications des bains froids, ce seront les phénomènes nerveux survenant en même temps que la disparition ou même l'atténuation des phénomènes articulaires, le délire étant au second plan.

Mais l'on devra toujours, dès que l'on aura lieu de soupçonner la complication cérébrale, suivre la température du malade; car elle renseigne, mieux que tout autre symptôme, sur l'intensité et la gravité de la localisation du rhumatisme sur le système nerveux.

En effet, d'après les observations, on a remarqué que les encéphalopathies rhumatismales qui sont accompagnées d'élévations considérables de la température sont beaucoup plus graves que celles dans lesquelles la température reste à des degrés moyens ; elles sont plus graves aussi lorsque la fluxion articulaire disparaît que lorsqu'elle persiste.

Mais, nous dira-t-on, si vous employez le bain froid dans la méningite rhumatismale, il est certain que la médication antipyrétique ne peut avoir aucune influence favorable sur l'évolution de cette méningite ? C'est aussi notre avis ; mais nous demanderons à notre tour si on est jamais certain d'avoir affaire à une véritable méningite ? On observe bien, il est vrai, dans quelques cas, pendant l'évolution de la maladie, tous les symptômes de la méningite franche, céphalalgie, vomissements, constipation, convulsions, etc.; mais inutile d'ajouter que quelquefois là où la clinique avait diagnostiqué les lésions méningitiques, l'autopsie est restée muette, sans présenter aucune inflammation méningée. C'est un fait considérable que nous avons déjà signalé à propos de l'anatomie pathologique, que les symptômes les plus alarmants ne sont pas toujours en rapport avec les lésions cérébrales. Aussi, dans tous les cas, faut-il employer les bains froids ; car, comme dit à ce propos M. Raynaud (1): « Si vous avez affaire à une méningite vraie, avec exsudats inflammatoires, il est certain (cela résulte d'une expérience, hélas ! trop probante) que vous ne la guérirez pas, quoi que vous fassiez, et vous ne nuirez pas par le moyen que je vous propose. S'il s'agit, au contraire, d'un délire hyperpyrétique, vous mettez de votre côté de très-belles chances de guérison. »

Par conséquent, toutes les fois que le malade, atteint de phénomènes cérébraux, présentera des symptômes nerveux accentués autres que le délire, convulsions, soubresauts de tendon, tremblement fibrillaire des muscles, etc., et qu'à ces symptômes se joindra une température élevée, nous serons en droit d'employer la médication réfrigérante.

(1) Raynaud, *Journal de thérapeutique,* novembre 1874.

Et, si nous osions, après avoir vu les cas de mort survenant avec une température basse, comme dans l'observation de Dromain (1), nous dirions que l'on doit s'en servir toutes les fois qu'aux phénomènes nerveux se joint un état général mauvais, que la température soit élevée ou non.

Et ici, c'est alors à la sagacité du médecin de savoir se décider en temps opportun.

Contre-indications. — Y a-t-il des contre-indications dans l'application du froid contre les accidents cérébraux du rhumatisme articulaire aigu?

Beaucoup de médecins redoutent les complications viscérales et les congestions qui peuvent survenir après cette médication, telles que bronchite, pneumonie, syncope, etc. On trouvera bien des observations où les bains paraissent avoir déterminé de ces accidents; mais ces complications ont été généralement bénignes et ont guéri rapidement. Pour ne prendre que nos observations, nous voyons dans l'Obs. II notre malade présenter un point pneumonique qui guérit en quelques jours.

Un cas plus étonnant, cité par M. Woillez (2) : une femme qui, à une première attaque de rhumatisme compliquée d'endopéricardite, de pneumonie à droite, est prise d'accidents cérébraux. On lui administre des bains froids, et, dans moins de *dix* jours, tous les accidents cérébraux, articulaires et thoraciques, avaient disparu. Nous trouverions encore une foule d'observations de ce genre. (Obs. de Féréol, Moutard-Martin, M. Raynaud.)

Les lésions organiques du cœur doivent-elles être prises en plus grande considération?

D'après l'observation de Woillez, citée plus haut, il paraîtrait que non. Notre malade de l'Observation II présentait aussi un léger souffle à la pointe avant son immersion, souffle qui disparut rapidement.

(1) Dromain, *Bulletin de la Société clinique de Paris*, 1877, p. 281.
(2) *Académie de médecine*, 12 octobre 1880.

Il faut cependant se tenir en garde contre les syncopes, quelquefois mortelles, qui surviennent après les bains froids, soit à la suite d'une affection cardiaque, soit par suite de la paralysie ou de la contraction des vaso-moteurs.

Et, à ce sujet, nous rappellerons le fait signalé par un médecin militaire, à la suite des bains froids : il vit, un jour, le corps d'un soldat, à la baignade, devenir entièrement rouge, ce qui le faisait comparer par ses camarades à un homard cuit. Ce militaire sortit difficilement de l'eau et tomba en syncope snr le bord. Quelques jours après, un sous-officier présenta les mêmes phénomènes ; le médecin s'attendit à le voir syncoper ; mais il s'habilla, réunit ses hommes, et ce ne fut qu'un quart d'heure après qu'il s'évanouit; il fut même pendant quelques jours fatigué.

Ces faits doivent-ils former des contre-indications ? Nous ne le croyons pas, mais il faudra en tenir compte dans l'administration des bains.

Il y a même des médecins qui vont plus loin et ne trouvent rien à reprocher aux bains. Ainsi, Woillez (1) dit qu'aucun accident immédiat n'a pu être imputé à la médication réfrigérante, et, quand elle n'a pas réussi à empêcher la mort, ce qui a pu dépendre du mode défectueux de réfrigération employé, elle a prolongé manifestement la vie du malade.

Dumontpallier (2) dit aussi que l'expérimentation sur l'homme et sur les animaux établit que le refroidissement lent et progressif ne détermine pas de congestions viscérales.

Enfin, M. du Cazal (3) n'a jamais eu d'accidents thoraciques par les bains froids; mieux même, il traite la complication bronchite, dans la fièvre typhoïde, par les bains froids, et obtient des succès.

Cependant quelques observations paraissent indiquer que les mu-

(1) Académie de médecine, 18 oct. 1880.
(2) *Gazette des hôpitaux ;* clinique à la Pitié, 13 mars 1883.
(3) *Gazette des hôpitaux ;* Société médicale des hôpitaux, 8 juin 1883.

queues auraient une tendance à des congestions, à la suite des bains froids. C'est ainsi que M. Raynaud (1) cite le cas d'une femme prise de débâcle, rendant deux seaux de matières liquides très-fétides et présentant des accidents cholériformes ; et celui d'un homme qui fut pris, vers la fin de la maladie, d'une expectoration muqueuse extrêmement abondante, et qui dura environ deux heures.

Il faut remarquer, toutefois, que toutes les complications que nous venons de trouver à la suite de l'administration des bains peuvent se rencontrer, dans le cours du rhumatisme, sans l'intervention du froid.

Cependant nous pensons qu'il faut être assez circonspect et se méfier surtout des lésions cardiaques, de crainte des syncopes qui peuvent survenir, même après plusieurs bains.

On devra aussi surveiller le corps du malade, et faire cesser le bain dès que l'on s'apercevra d'un changement de coloration de la peau, qu'elle devienne trop pâle ou qu'elle présente une légère rougeur, de peur de voir survenir les accidents cités plus haut ; le médecin mettra ainsi sa responsabilité à l'abri.

Effet des bains.— Maintenant que nous connaissons les indications des bains froids, avant de voir les diverses méthodes d'administration, examinons les effets que l'on atteint après la médication réfrigérante.

Prenons toujours notre malade de l'Observ. I. Que remarquons-nous avant et après le bain ?

Avant, nous avons affaire à un fou furieux, qui veut sortir, se tuer, qui lutte contre ses gardiens, vocifère ; avec cela, une céphalalgie intense, carphologie et une température excessive, 41°5 ; un pouls petit, fréquent et fuyant, 121.

Ce sont ces symptômes alarmants qui font recourir au bain froid, et le malade est plongé dans un bain à 20°.

Que se passe-t-il alors ? Le malade est immédiatement plus calme ; le tremblement fibrillaire des muscles disparaît, pour faire place à une détente générale ; la carphologie n'existe plus : le malade ressemblait à

Reynaud, Académie de médecine, 12 novemb. 1880.

une grenouille morte dans l'eau. La température baisse graduellement jusqu'à 37°, tandis que celle du bain augmente (déjà, au bout de 4 minutes d'immersion, elle s'était élevée de 20 à 23°), mais on a soin de la ramener constamment à 20°.

Le pouls, seul, reste encore très-fréquent, ce qui fait supposer que la complication cérébrale n'est pas prête à céder; mais il est devenu plus dur, plus résistant, ce qui fait penser à une tension artérielle plus considérable. Le délire est plus calme : on est facilement maître du malade. Les mêmes phénomènes arrivent après chaque bain et en s'accentuant davantage.

Mais les faits sont bien plus marqués dans notre Observ. III : après un seul bain à 37°, la malade, qui était dans un coma profond, avec une température de 41°,66 et 120 pulsations, retrouve, au bout de trois quarts d'heure d'immersion, ses facultés, puisqu'elle fait quelques observations raisonnées. La température tombe à 37° et le pouls au-dessous de 100. Dans notre Observation II, où il n'y avait que du délire, nous le voyons s'atténuer pendant le bain, puis reparaître après.

Nous voyons que ce sont les phénomènes nerveux qui sont d'abord modifiés, puisque la céphalalgie, les tremblements fibrillaires disparaissent les premiers.

Le pouls, généralement, diminue. On a compté même (Raynaud) une diminution de 30 à 40 pulsations par minute ; ce qui fait dire à ce dernier qu'il n'y a pas de médicaments au monde qui produise des effets semblables, surtout si rapides; que la digitale elle-même en est bien loin.

En même temps que le pouls se ralentit, il devient plus dur; on sent l'artère se contracter, ce qui semblerait indiquer une tension sanguine plus considérable.

La respiration se fait mieux aussi; notre malade, qui commençait à être cyanosé, reprend un visage plus calme. La température baisse régulièrement de 1 à 3 degrés pendant le bain, pour se relever ensuite, il est vrai, et ce n'est souvent qu'après une série de bains qu'elle so maintient à un degré suffisant pour négliger ce symptôme, les phénomènes cérébraux subsistant toujours et nécessitant encore l'emploi des bains froids.

Enfin le délire lui-même est très-heureusement modifié: de violent il devient calme, et quelquefois disparaît complétement.

Cette succession de phénomènes peut servir à prouver que l'hyperpyrexie n'est pas la seule cause du rhumatisme cérébral. La température s'abaisse bien, mais par suite de l'apaisement du système nerveux.

En effet, dit M. Balzer (1), les bains froids agissent sur la circulation et la respiration, et ces modifications importantes doivent aussi se produire dans les centres nerveux. Les vaisseaux dilatés et paralysés recouvrent leur tonicité ; le sang circule plus lentement et l'excitation exagérée des centres nerveux est diminuée. En même temps que la fluxion, l'exsudation séreuse est suspendue ; il n'y a pas seulement abaissement de la température, la cessation du désordre circulatoire agit puissamment sur les lésions et en provoque la résolution. En résumé, l'indication tirée du mode d'action des bains sur la circulation et de la nature des lésions nous paraît non moins importante que celle tirée de l'hyperthermie.

Malheureusement, pour ce qui est de la nature des lésions, nous avons déjà vu à plusieurs reprises que, dans l'état actuel de nos connaissances, il est impossible de les diagnostiquer sur le vivant.

Les phénomènes que nous avons observés sont d'ailleurs les mêmes que ceux observés par Maurice Raynaud, quand il dit: « La respiration, si le malade était en état d'asphyxie commençante, d'irrégulière et tumultueuse devient plus égale et plus profonde ; on voit que l'hématose recommence à se faire. La trépidation musculaire diminue, puis disparaît. Enfin le délire reste seul, pour disparaître à son tour. Dans les cas graves, on dirait que le malade repasse, du coma, par les états où il est passé pour y arriver. »

(I) *Gazette médicale de Paris,* décembre 1880.

Effets. — Les effets que nous venons d'observer vont nous servir pour savoir à quel moment on doit commencer l'administration des bains, et plus tard à quel moment on doit les cesser.

Si nous prenons les observations qui ont été publiées sur ce sujet, nous verrons que les bains ont été employés à des moments bien différents. Pour les médecins anglais, et Wilson Fox en particulier, se basant sur l'hyperthermie, ils attendent que le malade présente une température de 41°5 pour le plonger dans l'eau froide. En France, on a bien diminué le degré, et M. Raynaud prend le chiffre de 39°5, disant qu'à ce moment on doit se tenir prêt à agir. Cependant nous avons vu des observations (celle de Dromain) où le malade meurt sans avoir atteint 39°. Dans ce cas, ne peut-on employer la médication réfrigérante ?

Dans notre Observ. II, le malade ne présente que du délire avec un peu d'agitation. Cela suffit pour faire juger le bain nécessaire, et le résultat vint confirmer les espérances que l'on avait conçues.

Ici, c'est l'état général qui doit guider; et, si nous remarquons l'observation de Dromain (1), nous voyons que le pouls, quoique régulier, offre de 100 à 120 pulsations, arrive même à 144°; que, quoique la température se soit maintenue quelque temps aux environs de 40°, elle tombe [brusquement, les phénomènes cérébraux persistant; qu'il y a des soubresauts de tendons, des convulsions, tous symptômes qui ont une grande importance, à notre avis.

Aussi, sans vouloir poser des règles fixes, ce que nous croyons impossible, et en laissant au médecin le soin de juger opportun le moment où il faut plonger le malade dans le bain froid, nous le préviendrons qu'il doit faire une grande attention à la marche de la maladie; que, si la température est élevée et arrive à 40°, il doit avoir recours au bain froid; mais que si, la température restait normale ou ne dépassait pas 38°,5, il survient des accidents nerveux comme ceux que nous avons signalés, et qu'après avoir essayé la médication habituelle, il

(1) Dromain, *loc. cit.*

n'obtient aucun résultat, il ne doit pas hésiter à employer la médication réfrigérante ; car il y a danger de mort, et c'est la seule qui peut lui donner de bons résultats.

Durée. — Maintenant que nous savons à quel moment nous devons mettre le rhumatisant dans l'eau froide, voyons combien de temps nous devons l'y laisser. Ici encore, il est impossible de déterminer mathématiquement la durée d'un bain. Tant d'éléments entrent en cause qu'il sera difficile de les associer ; cependant, d'après les observations qui ont été publiées, nous pourrons arriver à reconnaître le moment où l'on doit sortir le malade de l'eau.

Il faut, tout d'abord, tenir grand compte de la susceptibilité de chaque individu ; car tel peut rester deux heures dans un bain sans éprouver de malaise, tandis qu'un autre, à peine mis dans l'eau, aura des frissons, claquements de dents, etc.

Tel est le cas que rapporte Debricon (1) dans sa thèse inaugurale, dans lequel on fut obligé de retirer le malade à peine plongé dans le bain : il asphyxiait.

L'école anglaise se base sur la température. Dès qu'elle est descendue à 38_o et même 37°, on sort le malade, pour le replonger, dès qu'elle est remontée à 40°. Pour d'autres, c'est le frisson qui sert de règle, et c'est dans ce cas que l'on voit les écarts, dans les différentes observations, d'un quart d'heure à une heure et demie. Ici encore, il faudra se guider sur l'état du malade. Dans notre Observ. I, au bout de dix-huit minutes, il survint une horripilation qui fit cesser le bain. Dans l'Observ. II, au bout de quinze minutes, le malade claquait des dents, tremblait, et les téguments pâlirent.

Donc, c'est au médecin à fixer lui-même la durée du bain, en se basant sur les phénomènes qu'il observe.

(1) Debricon, *Quelques observations de rhumatisme cérébral,* thèse, Paris, 1881, p. 56.

Température du bain. — Quant à la température de l'eau du bain, elle varie avec chaque médecin. Ainsi, en Angleterre, Wilson Fox et ses élèves commencent par une température de 28 à 35°, qu'ils abaissent progressivement à 22 ou 28°. En France, M. Raynaud a, dans sa première observation, plongé son malade dans un bain à 16°; mais il n'a pas été suivi dans cette voie, et généralement on a employé les bains de 20 à 25°, que l'on ramenait toujours à la même température.

Pour nous, nous serions plutôt porté à administrer les bains à une température élevée, 28 ou 30° (quoique encore bien inférieure à celle du malade), et à refroidir progressivement de quelques degrés (c'est ce qui a été fait dans l'Observation IV).

En effet, d'après les expériences (1), les effets d'un bain tiède sont plus profonds et plus durables que ceux d'un bain froid; l'abaissement de la température est aussi plus durable, et enfin le malade éprouve une impression moins pénible, en étant refroidi progressivement. Enfin, on évite ainsi, outre les dangers du choc nerveux, dû à un refroidissement brusque, et dont les conséquences peuvent être funestes, des congestions et des inflammations viscérales, parmi lesquelles figurent particulièrement celles du poumon et de la plèvre.

Enfin, il nous reste à examiner une dernière question : savoir à quel moment il faudra cesser l'administration des bains ? Ici encore les avis sont partagés. Pour les uns, c'est lorsque la température est revenue à l'état normal, 37 à 38°; pour d'autres, c'est la cessation du délire; enfin, pour M. Raynaud, c'est le retour du sommeil : « Un sommeil calme et réparateur, dit-il, est un signe pronostique d'une valeur telle, qu'il permet de croire, avec grande apparence de vérité, qu'il n'y a plus de danger imminent et que l'on peut au moins temporiser (2). »

Nous pensons aussi que ce signe, joint à la disparition des phénomènes nerveux, doit être pris en plus grande considération que l'abais-

---

(1) Labadie-Lagrave, *loc. cit.*
(2) Raynaud, *Acad. de méd.*, 16 novembre 1880.

sement de la température. Nous avons vu, en effet, des observations où, quoique la température restât élevée, les phénomènes cérébraux et le délire ayant disparu, on suspendait les bains, et le malade guérissait parfaitement.

Dans notre Observation II, ce fut la disparition du délire qui fit cesser les bains ; car les autres phénomènes nerveux n'existaient pas ou étaient très-peu marqués.

Mais, dans l'Observation III, nous voyons le malade qui, jusqu'au moment de l'immersion, avait été agité, tomber, quelque temps après sa sortie, dans un sommeil réparateur qui marqua le début de la convalescence.

Diverses méthodes. — Nous ne dirons que quelques mots sur les différentes méthodes que l'on a proposé de substituer aux bains froids, comme étant d'un maniement plus facile : l'enveloppement dans le drap mouillé, les affusions froides, les lotions froides avec l'éponge, etc.

Nous pensons que, toutes les fois que les indications seront nettes, il vaudra mieux recourir au bain froid, qui assure un plus grand effet et n'expose, pas plus que les précédentes pratiques, aux congestions cérébrales. Mais, si l'on a affaire à des cas de rhumatisme cérébral sans hyperpyrexie et avec délire simple, on pourra se servir simplement des affusions froides, qui agissent comme sédatif du système nerveux et permettent de garantir, avec plus de facilité, le malade contre les refroidissements funestes.

Convalescence. — La convalescence est généralement rapide et arrive souvent après un ou trois bains (Observations II, III). Elle ne laisse, la plupart du temps, aucune trace, soit dans les articulations, soit dans le système nerveux. — Cependant, on a eu des cas (observation de Féréol) où la guérison laisse après elle une chorée. Lorsque la convalescence est longue, il faut la surveiller, et c'est alors à la médication tonique et reconstituante que l'on doit demander du secours (Observations I, IV).

Nous venons de voir rapidement les effets des bains froids sur le rhumatisme cérébral; nous avons examiné aussi à quel moment il fallait commencer et cesser les bains; quelle était la température que devait avoir l'eau ; il nous reste maintenant, avant de présenter les conclusions pratiques auxquelles nous sommes arrivé par l'étude de nos observations, à comparer les résultats obtenus par la médication réfrigérante avec ceux qu'a donnés la médication ordinaire.

Statistique. — Nous ne reprendrons pas les observations une par une, depuis que Wilson Fox a publié les siennes. Nous nous contenterons de rappeler qu'en 1875, déjà Du Castel (1) avait réuni 33 cas de rhumatisme cérébral, dont 19 furent traités par une médication autre que les bains froids, et les 19 malades moururent, 14 furent soumis aux bains froids, il y eut 10 guérisons et 4 morts. Encore, ajoute-t-il, dans deux de ces cas, le traitement avait été incomplétement suivi.

Plus tard, le docteur Trier (2), de Copenhague, rapporte 11 cas de rhumatisme cérébral, dont 8 guérisons et 3 morts.

Enfin, nous avons pu nous-même réunir, en prenant les publications depuis l'observation de Wilson Fox, et en y joignant quelques-unes qui n'ont pas été publiées, 32 cas de rhumatisme cérébral traités par les bains froids, et dans lesquels nous ne trouvons que 5 décès, encore l'un des malades est mort d'une broncho-pneumonie 42 jours après les bains (obs. de Southey) (3).

Il faut même remarquer que, dans les cas malheureux, la vie du malade se prolonge et la maladie prend une autre tournure. Ainsi, nous avons cité le cas de mort au 42e jour, un autre au 36e (Thompson). M. Raynaud, dans les cas d'insuccès, dit que la maladie ne présente plus la forme d'un rhumatisme, mais revêt celle d'une pyrexie, d'une fièvre typhoïde grave, du choléra quelquefois; car certains malades

(1) Du Castel, Thèse d'agrégation, p. 81.
(2) Trier, cité par Labadie-Lagrave, *loc. cit.*, p. 160.
(3) Société clinique de Londres, 1880.

présentent de la cyanose et de l'algidité; mais, dans tous les cas, elle se prolonge.

Si nous prenons la statistique des cas traités par les moyens ordinaires, on compte malheureusement trop facilement les guérisons, et encore ce sont des cas très-souvent légers.

Dans les cas un peu graves, la mort est la règle.

Comment donc, devant tous ces succès par la médication réfrigérante, peut-on se défendre d'un certain enthousiasme, alors que la maladie était, jusque-là, réputée mortelle !

« Ce n'est pas avec des théories séduisantes que l'on peut se faire une opinion sur la valeur des bains froids, nous disait un médecin qui avait employé cette médication; c'est en présence du malade, et quand on a expérimenté par soi-même leur action merveilleuse, que l'on en devient un partisan convaincu. »

Il a bien fallu qu'il en fût ainsi pour que Woillez (1), après une longue pratique, dise en pleine Académie de médecine : « Cette guérison se répète avec une telle constance que cette médication s'impose au praticien, en lui fournissant l'occasion de triomphes chers à son intelligence et, souvent, à son cœur. »

_____

(1) Voillez, *loc. cit.*

9

CONCLUSIONS

De cette étude sur le traitement du rhumatisme cérébral par les bains froids, nous tirons les conclusions suivantes :

La médication réfrigérante doit être employée, dans le rhumatisme cérébral, toutes les fois que, à une haute température (40° et au-dessus), se joindront des phénomènes nerveux (délire, soubresauts de tendons, céphalalgie, etc.) ;

Toutes les fois que, sans élévation de température, le malade présentera les mêmes phénomènes nerveux et un état général grave; dans ce cas, cependant, on pourra substituer les affusions froides au bain.

Le bain devra avoir une température initiale de 25 à 30°, que l'on abaissera à 20 ou 25o.

La durée variera suivant le malade; c'est au médecin à la fixer, d'après les phénomènes qui apparaîtront.

Les auteurs ne signalent pas de contre-indications formelles; seulement il ne faut pas oublier que, si la méthode réfrigérante n'a pas paru modifier les complications antérieures du rhumatisme, elle offrira des dangers : mouvements congestifs, pneumonie, pleurésie, syncopes graves, sinon mortelles.

Pour ces motifs, le médecin a sa responsabilité fortement engagée; il doit donc prendre ses précautions pour la sauvegarder, ainsi que l'honneur de l'art, en prévenant les intéressés de la gravité de la situation et en leur présentant cette médication comme suprême ressource.

Il ne doit pas oublier non plus que ce traitement ne peut être institué qu'en sa présence, ou sous la surveillance d'aides dont le dévouement et l'intelligence lui offrent toutes garanties.

Après cet exposé, s'il reste quelque doute à certains esprits timorés, nous terminerons en leur rappelant cette phrase que Trousseau prononça à propos du traitement de la fièvre typhoïde par les bains froids, et qui peut très-bien s'appliquer à notre sujet (1):

(1) *Clinique médicale à l'Hôtel-Dieu,* t. I, pag. 119.

« Il faut avoir vieilli dans la pratique ; il faut surtout ne pas avoir besoin de l'opinion publique, pour instituer une médication aussi audacieuse. Il faut être mû par un sentiment bien profond du devoir, pour oser lutter contre le préjugé populaire...... Cependant, quand la voix du devoir commande, quand votre conscience vous dit que cette médication à laquelle vous n'osez pas recourir, parce qu'elle contrarie les préjugés du monde, est une médication utile, il faut la tenter. »

BIBLIOGRAPHIE

Besnier. — Dictionnaire encyclopédique. Article Rhumatisme.

Homolle. — Dictionnaire de Jaccoud. Article Rhumatisme.

Lasègue. — Du Traitement des maladies aiguës par l'eau froide. Archives générales de médecine, 1872.

Raynaud (Maurice). — Journal de thérapeutique, novembre 1874. Mémoire sur les bains froids.

Turck. — Revue thérapeutique de médecine et de chirurgie, 1855, p. 55.

Colrat. — Lyon médical, 1875, n° 39. Rhum. cérébral guéri par les bains froids.

Béhier. — Gazette des hôpitaux, 1876, p. 281. Rhum. cérébral guéri par les bains froids.

Dujardin-Baumetz. — Société méd. des hôpitaux, 1875. Sur les Indications du traitement du rhum. cérébral par les bains froids.

Féréol. — Société méd. des hôp., mars 1875.

Trousseau. — Cliniques médicales à l'Hôtel-Dieu.

Béhier. — Bulletin général de thérapeutique, t. XC, 1876.

Du Castel. — Des Températures élevées dans les maladies. Thèse d'agrég., 1875.

Masson. — Thèse de Paris, 1877.

Féréol et Vallin. — Société méd. des hôp., juin 1877.

Dromain. — Bulletin de la Société clinique de Paris, 1877.

Hayem. — Revue des sciences médicales, juillet 1877 (Granjux).

Labadie-Lagrave. — Du Froid en thérapeutique. Thèse d'agrég., 1878.

Quinquaud. — Des Métastases. Thèse d'agrég., 1880.

Voillez. — Bulletin de l'Académie de médecine, octobre 1880.

Raynaud (M.). — Bulletin de l'Académie de médecine, novembre 1880.

Balzer. — Gazette médicale de Paris, 1880.

Besnier (J.). — Union médicale, janvier 1882.

Debricon (O.). — Thèse de Paris, 1881. Quelques Observations de rhum. cérébral.

ORTEZ-COFFIGNY. — Thèse de Paris. Traitement du rhum. cérébral par la méthode réfrigérante, 1881.

JAUMES. — Pathologie générale.

GRASSET. — Traité des maladies du système nerveux.

CARTER. — Lancet, mai 1882.

MAGEE-PINNY. — British med, journal, décembre 1882.

Gazette des hôpitaux, année 1882-1883.

www.ingramcontent.com/pod-product-compliance
Lightning Source LLC
Chambersburg PA
CBHW070804210326
41520CB00011B/1818